Travail du Laboratoire d'ophtalmologie de l'Hôtel-Dieu

RECHERCHES

SUR LA

PATHOGÉNIE DE L'AMAUROSE QUINIQUE

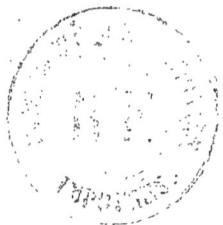

PAR

Le Dr A. DRUAULT

Ancien interne des hôpitaux de Paris
Chef adjoint du laboratoire de la Clinique ophtalmologique de l'Hôtel-Dieu

PARIS

G. STEINHEIL, ÉDITEUR

2, RUE CASIMIR-DELAVIGNE, 2

1900

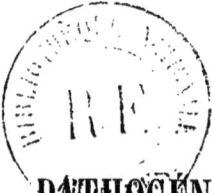

RECHERCHES

SUR LA

PATHOGÉNIE DE L'AMAUROSE QUINIQUE

DU MÊME AUTEUR :

Sur la production des anneaux colorés autour des flammes. Description d'un anneau physiologique. *Archives d'ophtalmologie*, mai 1898, p. 312.

Sur les anneaux colorés que l'on peut voir autour des flammes à l'état normal ou pathologique. *IX° Congrès international d'ophtalmologie*. Utrecht, août 1899.

Note sur la situation des images rétiniennes formées par les rayons très obliques sur l'axe optique. *Archives d'ophtalmologie*, novembre 1898, p. 685.

Astigmatisme des rayons pénétrant obliquement dans l'œil. Application à la skiascopie. *Archives d'ophtalmologie*, janvier 1900, p. 21.

Action paradoxale de la névrotomie optique sur la dégénérescence quinique des cellules ganglionnaires de la rétine. *Société de biologie*, 23 juin 1900.

FAITS CLINIQUES ET ANATOMO-PATHOLOGIQUES :

Anesthésie de la verge par la cocaïne. *Journal des Praticiens*, juillet 1896, p. 418.

Syringomyélie avec troubles laryngés graves. *Annales des maladies de l'oreille, du larynx, du nez et du pharynx*, mai 1898, p. 468.

Sarcome du conduit auditif interne. *Annales des maladies de l'oreille*, août 1898, p. 113.

Syphilis héréditaire. Kératite neuroparalytique consécutive à des lésions intracrâniennes. *Observation dans la thèse de* FROMAGEOT. Paris, 1898.

De la ténonite. *Journal des Praticiens*, mars 1899, p. 161.

Cylindrome de le paupière inférieure. (En collaboration avec M. MILIAN.) *Société anatomique*, mars 1899, p. 323.

Un cas d'ulcère serpigineux typique de la cornée avec examen anatomique. (En collaboration avec M. PETIT.) *Archives d'ophtalmologie*, juillet 1899, p. 401.

Méningite et phlegmon de l'orbite dus à une polysinusite d'origine dentaire. (En collaboration avec M. CAUBET.) *Annales des maladies de l'oreille*, août 1899, p. 211.

Un cas de décollement de la rétine suivi de glaucome. Ulcère de la cornée survenu quelques jours avant l'énucléation. *Archives d'ophtalmologie*, novembre 1899, p. 641.

REVUE

De l'ophtalmomètre. *Année psychologique*, cinquième année, Paris, 1899, p. 369.

IMPRIMERIE A.-G. LEMALE, HAVRE

Travail du Laboratoire d'ophtalmologie de l'Hôtel-Dieu

RECHERCHES

SUR LA

PATHOGÉNIE DE L'AMAUROSE QUINIQUE

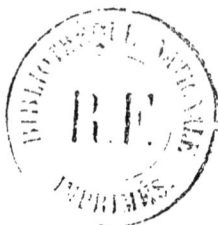

PAR

Le Dʳ A. DRUAULT

Ancien interne des hôpitaux de Paris
Chef adjoint du laboratoire de la Clinique ophtalmologique de l'Hôtel-Dieu

PARIS

G. STEINHEIL, ÉDITEUR

2, RUE CASIMIR-DELAVIGNE, 2

1900

RECHERCHES

SUR LA

PATHOGÉNIE DE L'AMAUROSE QUINIQUE

INTRODUCTION

Nous avons commencé ces recherches avec l'intention d'étudier expérimentalement plusieurs types d'amblyopie toxique. Mais, parmi les poisons essayés, la quinine et l'extrait éthéré de fougère mâle ont été les seuls à nous donner des résultats positifs bien nets quoique assez différents. L'action de la quinine étant de beaucoup la plus sûre et aussi la plus rapide, il nous a semblé qu'il valait mieux faire d'abord une analyse détaillée de son action, les résultats de cette analyse pouvant faciliter et abréger les expériences destinées à étudier le mode d'action de la fougère ou des autres toxiques.

En effet, nous avons trouvé (ce qui sur certains points n'est qu'une confirmation de travaux antérieurs) que la lésion essentielle de l'amaurose quinique, était une dégénérescence des cellules de la couche ganglionnaire (cellules nerveuses ou multipolaires) de la rétine, et que naturellement cette destruction cellulaire était suivie de la dégénérescence des nerfs optiques. Cherchant alors de quelle façon la quinine agissait sur ces cellules, nous avons vu que le poison avait surtout une action directe sur elles, mais qu'il pouvait peut être agir aussi par l'intermédiaire de la vaso-constriction et que cette double action pouvait encore se trouver modifiée par d'autres facteurs.

Ces premiers résultats entraînaient de nouvelles recherches et l'analyse des phénomènes aurait pu être poussée plus loin que nous l'avons fait. Néanmoins, telle qu'elle est, cette analyse aurait été difficilement réalisable d'emblée avec une substance d'action moins sûre que la quinine.

Avant d'aborder la description des expériences, nous aurons à parler des recherches antérieures faites sur ce sujet et des principales théories données sur la pathogénie des amblyopies toxiques. D'une façon générale elles étaient regardées dans ces dernières années comme des névrites rétrobulbaires. Cette pathogénie s'accordait bien avec celle des troubles moteurs ou sensitifs des membres dans les intoxications, puisque ceux-ci étaient généralement attribués à des névrites périphériques. Ophtalmologistes et neurologistes paraissaient cependant être arrivés indépendamment les uns des autres à ces doctrines similaires. Au contraire les auteurs récents font un rapprochement entre les affections toxiques des nerfs périphériques et celles de l'appareil visuel. Malgré toutes les différences qui séparent le nerf optique d'un nerf périphérique il semble utile d'insister sur ce rapprochement. Aussi commencerons-nous par dire quelques mots des théories pathogéniques des névrites périphériques.

CHAPITRE PREMIER

Théories pathogéniques des troubles névritiques survenant dans les intoxications.

1° Névrites périphériques.

Les troubles moteurs, sensitifs et trophiques qui surviennent du côté des membres dans le cours des diverses intoxications (alcoolique, saturnine, etc.), ont été longtemps attribués à des lésions centrales. Ces dernières n'étaient d'ailleurs nullement précisées et laissaient place à d'autres explications encore. Nous voyons, par exemple, ces troubles rattachés à l'action directe des poisons sur les muscles et dans certains cas (intoxication saturnine entre autres), à des désordres circulatoires dus eux-mêmes à une action du poison sur les vaisseaux. Mais lorsque des recherches anatomo-pathologiques furent entreprises sur ces cas, on trouva des lésions des nerfs constantes, plus marquées à la périphérie qu'en se rapprochant de la moelle, tandis que les lésions de la moelle se montraient plus rares et généralement insignifiantes (Charcot et Vulpian, 1862 ; Lancereaux, 1862 ; Duménil, 1866 ; Gombault, 1873 ; Eichhorst, 1877, etc.). Les lésions observées sur les nerfs étaient dans la majorité des cas identiques à celles qui se produisent dans un nerf sectionné au-dessous du point de section.

Gombault (1881) intoxique des cobayes avec le plomb et observe la névrite segmentaire périaxile qui est considérée comme le premier stade des lésions nerveuses, tout au moins pour le saturnisme. Quelques auteurs notent aussi des lésions interstitielles, mais d'une façon générale on peut dire que la névrite parenchymateuse est seule observée, et les troubles nerveux en question lui sont exclusivement attribués.

Néanmoins quelques auteurs (Remak, Erb) continuaient à rattacher ces lésions périphériques à des altérations médullaires primitives, admettant que de simples troubles dynamiques des cellules médullaires pouvaient produire des dégénérescences des nerfs. En France, Babinski s'est fait le principal défenseur de cette théorie. Deux raisons surtout ont été invoquées pour la défendre : la possibilité d'avoir des névrites dues à de simples troubles dynamiques des cellules nerveuses, expliquant les cas où il existe des lésions des nerfs sans lésions apparentes des cellules, et la localisation des troubles à des territoires déterminés.

1° La production de névrites par simples troubles dynamiques cellulaires s'appuyait sur l'existence de névrites et d'amyotrophie dans certaines hémiplégies d'origine cérébrale. Mais ces névrites peuvent aussi avoir une origine locale, être dues par exemple à des arthrites des membres immobilisés, et d'une façon générale semblent trop peu connues elles-mêmes pour servir à expliquer d'autres affections.

2° La localisation des troubles à des territoires déterminés toujours les mêmes pour une même substance toxique est bien plus difficile à comprendre si on admet que cette substance porte son action sur la partie périphérique des nerfs. En effet, les cellules sont très différenciées entre elles et les nerfs le sont peu. En tout cas les variations qui peuvent exister dans les différents nerfs de l'organisme ne portent pas sur les éléments accessoires, tissu conjonctif, névroglie, vaisseaux, ni même sur les cellules à myéline ; elles ne peuvent guère porter que sur les cylindre-axes.

Aussi la véritable question qui se pose pour les névrites périphériques (elle n'est pas exactement la même pour les névrites optiques) est de savoir pour chaque poison s'il agit sur le cylindre-axe ou sur le corps cellulaire.

On a encore supposé que le cylindre-axe et le corps cellulaire n'étant en réalité que les deux parties d'une cellule, l'agent toxique devait les impressionner toutes les deux en même temps. Il est vrai qu'un neurone ne peut guère être fortement touché dans une de ses parties sans que toutes les autres en souffrent très rapidement. Mais l'hypothèse qu'un poison — qui n'atteint qu'un si petit nombre d'éléments dans tout l'organisme — vienne se porter avec la même affinité sur tous les points d'un de ces éléments si différenciés, paraît contraire à ce que l'on sait du mode d'action des substances toxiques. Suivant une remarque déjà faite, celles-ci agissent comme les matières colorantes par leurs affinités chimiques, leur action élective semble même beaucoupplus délicate (l'action du curare sur les plaques motrices en est un exemple) ; aussi quand on saura qu'un poison agit sur le cylindre-axe ou sur le corps cellulaire, il y aura encore à chercher s'il ne porte pas son action primitive sur l'une des parties que l'histologie a différenciées dans le corps cellulaire et dans le cylindre-axe.

2° **Amblyopie alcoolique et tabagique.**

Dans un remarquable mémoire, Uhthoff (1) divise les amblyopies toxiques en deux groupes principaux :

Dans le premier groupe, se trouve d'abord l'amblyopie alcoolo-tabagique, puis les amblyopies causées par le sulfure de carbone, l'arsenic, l'iodoforme, le diabète sucré. Au point de vue clinique, ces amblyopies sont caractérisées par un scotome central avec intégrité de la périphérie du champ visuel. On n'a jamais pu les reproduire expérimentalement, mais un certain nombre de cas observés chez l'homme ont été examinés histologiquement.

Le second groupe est causé par des poisons différents qui sont surtout la quinine, la fougère mâle, la pelletiérine, l'acide salicylique. L'amblyopie est caractérisée par un rétrécissement du champ visuel. On n'en a pas d'examens anatomiques chez l'homme, mais quelques types ont été reproduits expérimentalement et on a trouvé des lésions différentes de celles du premier groupe.

Ce groupement nous paraît juste dans son ensemble, mais l'amblyopie filicique (due à la fougère mâle) ne doit pas être rapprochée de l'amblyopie quinique. Les lésions de l'amblyopie filicique décrites d'abord par Masius et Mahaim, puis récemment étudiées plus complètement par Nuel dans un très important travail (2) et que

---

(1) La névrite optique toxique. *Rapport au Congrès d'ophtalmologie de Paris,* 1900 (actuellement sous presse). Nous avons eu communication de ce rapport, pour en faire la traduction, au moment où nous terminions ce travail.

(2) Anatomie pathologique des névrites optiques toxiques. *Rapport au Congrès d'ophtalmologie de Paris,* 1900. Communiqué également au moment de la terminaison de ce travail.

nous avons retrouvées dans nos expériences, sont absolument différentes de celles de l'amblyopie quinique, comme
d'ailleurs de tout ce qui a été décrit dans les névrites optiques, et méritent de former une classe spéciale. A leur
sujet, Nuel, dans un premier travail (1), concluait, en se
basant en partie sur les expériences d'autres auteurs, à une
origine rétinienne. Actuellement il conclut formellement à
une névrite primitive non pas interstitielle comme Masius
et Mahaim (2), mais parenchymateuse.

Le groupement des autres substances en deux catégories
n'en persiste pas moins ainsi que la différence entre les
deux types alcoolique et quinique.

La *pathogénie de l'amblyopie alcoolique* n'est entrée dans
une voie scientifique que depuis une trentaine d'années.
Dans les ouvrages plus anciens, cette affection est attribuée
à des causes cérébrales ou à des troubles circulatoires que
l'on ne paraît pas songer à analyser davantage. Leber (3)
le premier défendit d'une façon précise la théorie qui l'attribue à une lésion du faisceau papillo-maculaire et cette
théorie devint classique lorsque parurent les examens anatomiques de Samelsohn (4), Nettleship et Edmunds (5),
Vossius (6) portant sur des cas isolés d'amblyopie par
alcoolisme léger ou par diabète, et surtout après le travail
de Uhthoff (7) comprenant six cas d'amblyopie chez des
alcooliques avérés.

(1) *Archives d'ophtalmologie*, 1896, p. 483.
(2) *Bulletin de l'Académie royale de médecine de Belgique*, 1893, p. 423.
(3) *Archiv für Ophthalmologie*, 1869, XV, 3, p. 95 à 100.
(4) *Arch. f. Oph.*, 1882, XXVIII, 1, p. 1.
(5) *Transactions of the ophthalm. Soc. of the United Kingdom*, 1881, p. 124.
(6) *Arch. f. Oph.*, 1882, XXVIII, 2, p. 201.
(7) *Arch. f. Oph.*, 1886, XXXII, 4, p. 95, et 1887, XXXIII, I, p. 257.

Après ces examens, il n'était pas possible de contester l'existence d'une dégénérescence du faisceau papillo-maculaire, mais on devait se demander quelle était son origine. Pour les auteurs ci-dessus et pour la plupart des ophtalmologistes, il s'agissait d'une névrite *interstitielle*. L'unanimité semblait même complète sur ce point il y a quelques années. Aujourd'hui, la théorie paraît perdre du terrain au profit d'une théorie nerveuse (névrite *parenchymateuse* ou dégénérescence cellulaire primitive).

Schœn (1) et Baer (2) étaient restés à peu près les seuls qui continuaient à admettre une origine rétinienne, non pas directe, mais dépendant de troubles circulatoires. Mais en somme, il semble que personne ne défendait une pathogénie purement nerveuse, c'est-à-dire une action toxique directe sur la cellule nerveuse ou le cylindre-axe. Au contraire depuis quelque temps et évidemment sous l'influence des découvertes faites dans l'anatomie normale ou pathologique du système nerveux, c'est une théorie nerveuse qui semble entrer en faveur, et que Nuel (3) est le premier à défendre pour l'appareil optique. La question, qui paraissait résolue il y a quelques années au profit de la névrite interstitielle, se trouve entièrement remise en discussion.

Pour juger d'où elle en est à cette heure, nous avons trois travaux récents, celui de Siegrist (4) et les deux rapports de Nuel et de Uhthoff. Dans chacun de ces trois mémoires, la question de la pathogénie de l'amblyopie

(1) SCHŒN. *Die Lehre vom Gesichtsfelde und seinen Anomalien.* Berlin, 1874.
(2) BAER. *Volkmannsche Vorträge*, 1881, n° 246, p. 29.
(3) *Archives d'ophtalmologie,* 1896, p. 479.
(4) *Archiv für Augenheilkunde,* mars 1900, vol. 41, p. 136.

alcoolique est débattue longuement et est évidemment le point principal autour duquel tourne le travail.

Uhthoff défend encore la névrite interstitielle et l'admet d'une façon exclusive dans l'amblyopie alcoolique. Mais il ajoute : « d'ailleurs, je ne conteste pas pour les autres intoxications la possibilité d'une affection primitive des cellules ganglionnaires de la rétine, eu égard surtout aux nouvelles recherches expérimentales. En tout cas, rien de tel n'a été démontré jusqu'à présent pour l'amblyopie alcoolo-tabagique ».

Siegrist réfute d'abord les arguments que Nuel apportait contre la névrite interstitielle et pour l'origine cellulaire. Mais quant à lui, considérant que toutes les névrites périphériques toxiques sont parenchymateuses, il pense qu'il s'agit également dans le nerf optique d'un début par l'élément nerveux, peut-être dans les filets nerveux, ou même dans les cellules, mais plus probablement à la fois dans les cellules et les filets nerveux.

Enfin Nuel revient sur ses conclusions de 1896. Actuellement il suppose qu'une influence nocive faible agissant sur tout le nerf optique, il se produit un retentissement sur les cellules ganglionnaires rétiniennes et particulièrement sur celles de la macula dont la nutrition a quelque chose d'un peu spécial, et le trouble de ces cellules provoquerait l'achèvement de la destruction des fibres dans le territoire nerveux correspondant.

En somme, il règne aujourd'hui une grande incertitude sur la pathogénie de l'amblyopie alcoolique. Les discussions ont porté sur bien des points, mais il y en a trois qui nous paraissent dignes d'être rappelés.

1° *Les lésions de névrite interstitielle* ont-elles la signi-
fication qui leur a été attribuée d'abord? Sont-elles constantes? Si elles constituent la lésion primitive pourquoi ne
se rencontrent-elles que sur le faisceau maculaire? Ne cons-
tituent-elles pas plutôt une lésion secondaire ?

Nous laissons de côté le rôle respectif de la névroglie
et du tissu conjonctif dans ces lésions.

La névrite interstitielle paraît être constante malgré quelques observations où elle aurait manqué. Uhthoff l'a trouvée
dans 11 cas qu'il a examinés et les cas où elle n'a pas été
retrouvée sont passibles de certaines objections qui ont
été développées par leurs contradicteurs.

Les partisans de la théorie de la névrite insterstitielle
admettent que la localisation de l'inflammation sur le faisceau maculaire s'explique par le fonctionnement plus actif de
celui-ci. Il est vrai que si la vision est considérée au point de
vue de son utilité pour l'individu, les impressions reçues par
la macula sont bien plus importantes que celles qui sont
reçues par tout le reste de la rétine. Mais cela tient surtout
à une sélection des impressions visuelles qui se passe évidemment dans l'écorce cérébrale. Dans le nerf optique,
nous n'avons aucune raison de croire qu'il y ait un surme-
nage particulier des fibres du faisceau maculaire. Si ce faisceau transmet plus d'impressions visuelles, si par exemple
un faisceau lumineux tombant sur la macula fait contracter
plus énergiquement la pupille que s'il tombe sur la périphérie de la rétine, il comporte aussi un bien plus grand
nombre de fibres pour une même étendue de rétine et il
n'est pas démontré que chacune de ces fibres conduise
un plus grand nombre d'impressions lumineuses aux corps

genouillés externes ou aux tubercules quadrijumeaux antérieurs. Si en raisonnant ainsi on voulait chercher quelle est la partie de l'appareil maculaire qui est surmenée, il faudrait penser au contraire aux cellules des cônes et aux cellules bipolaires qui, elles, ne sont pas plus nombreuses que dans une même étendue du reste de la rétine. En réalité, toutes ces parties de l'appareil maculaire sont évidemment proportionnées entre elles et si elles sont surmenées, c'est non pas dans la vision attentive mais quand une lumière éblouissante vient frapper la macula.

Si les lésions de névrite interstitielle sont constantes comme nous l'admettons plus haut, il n'en est pas moins vrai qu'elles présentent des variations considérables dans les différents cas. Tantôt elles sont très étendues et tantôt elles sont insignifiantes. Elles se montrent le plus souvent dans la région du canal optique, assez souvent aussi près du globe et quelquefois en d'autres points, mais toujours sur le faisceau maculaire. Cette variation de siège et d'intensité relative paraît bien extraordinaire si on veut admettre que c'est la lésion primitive de la maladie. La chose paraissait vraisemblable lorsqu'on croyait que les lésions interstitielles se produisaient seulement dans le canal optique où des conditions circulatoires spéciales pouvaient être invoquées. Elle ne l'est plus lorsqu'on les voit se déplacer sur ce faisceau sans s'étendre plus d'un côté que de l'autre du nerf. Cette localisation ne s'explique que comme phénomène secondaire.

D'ailleurs, comme le font remarquer Siegrist et Nuel, ce serait là dans toute la pathologie le seul exemple de lésion toxique d'un nerf par névrite interstitielle. Il faut se rappeler, en effet, que dans les névrites des membres, où

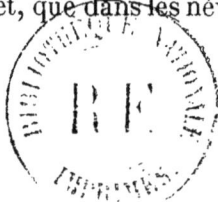

D. 2

la question a été plus fouillée encore que pour la névrite optique, c'est toujours une altération des filets nerveux qui a été trouvée en premier lieu (qu'elle soit d'ailleurs primitive ou consécutive à une altération cellulaire).

2° On a dit que *l'amélioration* qui se produit ordinairement dans l'amblyopie par la cessation de l'alcool et du tabac s'expliquait mieux avec une névrite interstitielle. Cela ne serait vrai que si les lésions primitives des éléments nerveux n'étaient plus guérissables dès que le fonctionnement de ces éléments est entravé. L'histologie pathologique démontre, au contraire, que des lésions notables de la cellule nerveuse (chromatolyse) ou de la fibre nerveuse (névrite segmentaire périaxile de Gombault) peuvent guérir. On sait, en outre, que les polynévrites toxiques dans lesquelles les troubles fonctionnels ne peuvent être attribués qu'à des lésions des éléments nerveux se terminent également par la guérison si l'intoxication cesse.

3° La *localisation des troubles fonctionnels à un territoire déterminé* (la région de la macula) a été regardée pour la névrite optique, ainsi que pour les polynévrites, comme une preuve de l'origine cellulaire. Pour les partisans de la névrite primitive interstitielle ou parenchymateuse cette localisation ne s'explique pas plus avec les cellules qu'avec les filets nerveux.

Cependant au microscope les cellules ganglionnaires de la macula diffèrent de celles de la périphérie par le volume, la forme et des rapports avec un moins grand nombre de cellules visuelles. Dans le nerf optique nous ne voyons, au contraire, que des différences de volume entre les divers filets nerveux. La différenciation apparente, et d'ailleurs très probablement réelle, étant plus grande entre les cellules qu'entre les filets nerveux, il semble qu'il y a par ce fait plus de chances pour qu'une partie des cellules soit atteinte par un poison déterminé qu'une partie seulement des filets nerveux.

Nuel (1) estime, en outre, que les conditions circulatoires de la macula sont assez différentes de celles du reste de la rétine pour constituer une cause favorisante des lésions toxiques (théorie défendue déjà par Schoen et par Baer).

Mais il fait remarquer ailleurs qu'« une foule de névrites, selon toutes les apparences rétro-bulbaires, ont une grande tendance à se manifester au moins temporairement sous la forme clinique du scotome central... S'il venait à être prouvé qu'une névrite exclusivement rétro-bulbaire, sans contribution primaire de la rétine, peut réellement donner lieu à un scotome central, l'origine rétinienne de l'amblyopie alcoolico-tabagique serait, sinon absolument controuvée, au moins rendue très invraisemblable ».

Nous pensons faire au contraire, dans ce travail, la démonstration que la quinine atteint non seulement la rétine en premier lieu, mais encore un territoire déterminé — toujours le même — de la couche ganglionnaire et que par conséquent une telle localisation est possible par le fait d'une lésion toxique de la rétine. Cela ne constitue pas une preuve, mais simplement une présomption que la localisation des lésions soit d'origine rétinienne dans d'autres amblyopies toxiques, puisque pareille démonstration n'a pas été faite pour le nerf optique.

Nous ne voulons pas insister davantage sur l'amblyopie

(1) *Rapport cité.*

alcoolique qui ne se rapporte qu'indirectement à notre
sujet ; cependant, nous croyons pouvoir dire qu'actuellement son origine probable est dans une lésion des neu-
rones, corps cellulaires ou peut-être cylindraxes, et que la
névrite interstitielle paraît être un phénomène secondaire.

CHAPITRE II

Recherches expérimentales faites antérieurement sur l'amaurose quinique et théories pathogéniques de cette affection.

Dans la classification de Uhthoff, l'amaurose quinique est le type de son second groupe comme l'amblyopie alcoolo-tabagique était le type du premier.

L'amblyopie quinique se développe beaucoup plus souvent chez l'homme après une dose de quinine très élevée (3 à 12 grammes) donnée en une seule fois, qu'après des doses minimes répétées. Les vaisseaux présentent un rétrécissement manifeste. Le scotome central y est exceptionnel ; il ne paraît avoir été observé chez l'homme que dans un seul cas, celui de Jodko (1). Généralement c'est, au contraire, la vision centrale qui présente la meilleure conservation relative.

Avant les examens anatomiques d'animaux rendus amaurotiques artificiellement par la quinine, le siège de la lésion était placé tantôt dans un point, tantôt dans l'autre de l'appareil visuel, depuis la rétine jusqu'à l'écorce cérébrale. Mais l'ischémie rétinienne constatable à l'ophtalmoscope était généralement considérée comme un des facteurs importants de l'affection, les uns attribuant cette ischémie à une

(1) Cité dans *Nagel's Jahresbericht*, 1877, VIII, p. 217.

action du poison sur les centres, les autres à une action
sur les parois vasculaires elles-mêmes. Cependant quelques
observateurs, de Graefe (1) dans un cas qui n'est peut-
être pas pur et Garofolo (2), l'ont vue manquer.

L'administration de la quinine à haute dose a été faite
plusieurs fois d'une façon expérimentale chez l'homme
sain, généralement pour rechercher son action sur l'organisme entier, quelquefois pour rechercher particulièrement
son action sur l'œil. Des recherches faites sur les animaux,
les plus fructueuses sont celles qui ont été entreprises
sur les chiens.

Baldwin (3) intoxique des chiens et note entre autres
symptômes une cécité complète.

Barabaschew (4) fait des expériences sur l'homme (six
sujets, dont quelques médecins) et sur des animaux, et en
note seulement les résultats cliniques. Comme phénomènes
oculaires, il remarque chez l'homme pendant les premières
heures une augmentation de la vision centrale et un rétrécissement de la pupille. Il réussit à produire la cécité chez
le chien, mais non chez le lapin.

Brunner (5) fait quelques expériences sur les chiens sans
examen anatomique consécutif. Il admet que l'amaurose
quinique est causée par une pure ischémie des vaisseaux
rétiniens pouvant être suivie d'une endovasculite amenant
elle-même des altérations secondaires ; celles-ci entraîne-

---

(1) DE GRAEFE. *Archiv für Ophth.*, III, f. 2, p. 396.
(2) GAROFOLO. *Wiener medizinische Blätter*, 1890, vol. XIII, p. 227.
(3) BALDWIN. *American Journal of the Medical Sciences*, 1847, n. s.; vol. XIII,
p. 292-294.
(4) BARABASCHEW. *Archiv für Augenheilkunde,* 1877, vol. XXIII, p. 91.
(5) BRUNNER. Inaug. Dissert. Zurich, 1882.

raient ensuite l'oblitération des vaisseaux et l'épaississement de leurs parois.

De Schweinitz (1) note, dans un premier travail, des altérations cellulaires de l'écorce cérébrale qu'il attribue plus
tard à une mauvaise technique ; mais il observe la dégénérescence des premières voies optiques (nerfs optiques,
chiasma et bandelettes) et il l'attribue à une ischémie de
la rétine et du nerf optique, conséquence de la vaso-
constriction quinique.

De Bono (2) ne trouve aucune altération dans les nerfs
optiques, mais un rétrécissement marqué des vaisseaux du
nerf, de la rétine et de la choroïde. Chez un chien intoxiqué et déjà amaurotique, il fait l'extirpation du ganglion
sympathique cervical supérieur d'un seul côté et observe,
outre les phénomènes habituels de l'ablation du ganglion,
une plus grande constriction des vaisseaux rétiniens et
surtout papillaires du côté opéré, par rapport à ceux du
côté sain, néanmoins la vision s'améliore dans les deux
yeux et même un peu plus du côté opéré ; l'auteur conclut
que cette expérience démontre que l'action vaso-constric-
tive de la quinine ne se produit pas par une action sur le
sympathique. En outre, pour lui, l'ischémie rétinienne n'est
pas en rapport avec la diminution de la vision, la quinine
agit encore directement sur l'épithélium pigmentaire de la
rétine et sur la couche des cônes et des bâtonnets. Sur des
grenouilles injectées avec la quinine, puis exposées à la

(1) De Schweinitz. *Trans. of the College of physicians of Philadelphia*,
nov. 1890. — *Trans. of the American ophth. Society*, 1891. — *The toxic
amblyopias*. Philadelphie, 1896. — *System of Diseases of the Eye*, de
Norris et Oliver, vol. IV, p. 832.
(2) De Bono. *XIe Congrès international*. Rome, 1894.

lumière, il constate que les cônes et les bâtonnets sont
allongés et presque entièrement découverts par l'épithélium
pigmentaire, tandis que sur des grenouilles normales
exposées à la lumière, les cônes et les bâtonnets sont
raccourcis et entièrement recouverts par l'épithélium pigmentaire. Enfin, il constate la présence de la quinine dans
l'humeur aqueuse et le vitré.

Dans un second mémoire (1), de Bono reprend le sujet
avec de nouvelles expériences pour mieux démontrer ce
qu'il a avancé : L'ischémie de la papille et de la rétine ne
suffit pas à expliquer l'amaurose. En effet, l'ischémie
pourrait manquer, elle persiste quand la vision s'améliore,
les vaisseaux ne présentent pas d'altérations, le nitrite
d'amyle n'améliore pas la vision. Chez de nouveaux chiens
intoxiqués avec la quinine, l'examen des rétines ne montre
aucune altération au bout de deux heures, mais au bout
de quatre jours, une légère désagrégation de la zone chromatique des cellules ganglionnaires. Ce sont des lésions
légères et dans aucun cas il n'a pu rencontrer d'altérations
profondes. Au contraire, les cellules de l'écorce cérébrale
présentent déjà au bout de deux heures des altérations
marquées et il n'est pas rare d'en trouver en pleine phase
chromatolitique. Dans les nerfs optiques, quelques faisceaux sont altérés, mais ces lésions sont insuffisantes pour
expliquer l'amaurose. Il pense que si de Schweinitz a eu
des lésions plus étendues, c'est qu'il a administré des doses
répétées de quinine et que sa méthode n'explique pas les
amauroses rapides.

(1) DE BONO. *Archivio di Ottalmologia*, vol. VI, fasc. 11-12, p. 385.

Ward Holden (1) fit également des expériences sur les chiens. Ses résultats sont ceux qui se rapprochent le plus des nôtres, quoique différant par certains points. D'après lui, quand une dose toxique de quinine est administrée à un chien, il devient aveugle et sourd en trois quarts d'heure ou une heure. Si le chien aveugle est examiné à l'ophtalmoscope à ce moment, on trouve une pâleur marquée du disque optique et les vaisseaux de la rétine paraissent rétrécis presque jusqu'à oblitération. Une seule dose produit rarement une cécité permanente, et habituellement les veines rétiniennes regagnent leur dimension normale après un jour ou deux; les artères peuvent devenir légèrement plus remplies et une certaine vision revient jusqu'à ce que la dose soit répétée.

Chez les chiens qui moururent deux heures après la première injection, aucune altération de la rétine. Mais chez un chien tué au troisième jour après que trois injections eurent été faites, les altérations rétiniennes étaient déjà très marquées. De nombreuses cellules ganglionnaires montraient des signes de dégénérescence : une fine vacuolisation fut observée dans quelques-unes, dans d'autres les granulations chromophiles étaient colorées faiblement ou manquaient en partie, révélant le réticulum cellulaire; en même temps, le noyau était repoussé à la périphérie de la cellule. En certains endroits le corps d'une cellule commençait à se détruire.

En outre, la couche des fibres nerveuses contenait des vides et parmi les fibres se trouvaient des globules ronds,

(1) WARD HOLDEN. *Transactions of the American Ophthalmological Society*, 1898, p. 405, et *Archives of Ophthalmology*, 1898, p. 583.

quelques-uns homogènes, quelques-uns granuleux, prenant
bien l'éosine mais ne donnant pas la réaction de l'acide
osmique pour la graisse. Ces globules n'étaient pas des
cellules à granulations graisseuses comme on en trouve
dans beaucoup d'affections de la rétine. Ils semblaient dus
à la précipitation d'un liquide albumineux dans la couche
des fibres nerveuses.

Au neuvième jour, la dégénérescence des cellules ganglionnaires était plus avancée et un plus grand nombre
de cellules étaient affectées.

Au 17e jour il y avait encore quelques petits groupes de
cellules ganglionnaires entièrement normales. Mais beaucoup de cellules étaient en état de dégénérescence, et les
autres étaient détruites sauf le noyau. En même temps le
nombre total des cellules était diminué, indiquant qu'un
certain nombre avaient entièrement disparu. Des globules
d'aspect myélinique étaient encore présents dans la couche
des fibres nerveuses, le plus grand nombre à quelque distance du disque. Les nerfs optiques traités par le Marchi
montraient un commencement de dégénérescence unifor-
mément répartie.

Au 42e jour, la couche des fibres nerveuses était large-
ment détruite : les globules d'aspect myélinique avaient
presque disparu, un petit nombre seulement des cellules ganglionnaires restaient, et la plupart étaient partiellement détruites ou au moins vacuolisées. Le nerf optique présentait une dégénérescence avancée des gaines myé-
liniques sans augmentation apparente de la névroglie ou
du tissu conjonctif, et cette dégénérescence pouvait être
suivie jusqu'au corps genouillé externe et au pulvinar du

thalamus. Au Nissl cependant les cellules ganglionnaires du corps genouillé externe étaient anormales en nombre et en apparence. Pas d'altérations dans le corps genouillé interne ni dans la moelle.

Quoique les artères fussent rétrécies, aucune altération histologique ne fut remarquée dans les vaisseaux du nerf optique ou de la rétine, il n'y avait ni épaississement des parois ni prolifération de l'endothélium.

En somme, dans l'amblyopie quinique, Ward Holden trouve un processus de dégénérescence des couches des fibres nerveuses et des cellules visuelles dû apparemment à une nutrition insuffisante par le fait de la constriction des artères rétiniennes. Cette dégénérescence est suivie d'une atrophie ascendante des fibres du nerf optique qui s'étend jusqu'à la terminaison des fibres dans le corps genouillé externe et le pulvinar. Les autres couches de la rétine ne paraissent pas atteintes.

Nuel a fait aussi des expériences chez le chien. Elles confirment dans leurs parties essentielles celles de Ward Holden. Il a trouvé la chromatolyse des cellules ganglionnaires de la rétine dans un cas où la cécité datait de vingt-quatre heures. Elle était plus avancée que ne la décrit Ward Holden. C'est « la première (et la seule) altération de l'appareil nerveux-optique dans l'amblyopie quinique ». Elle se complète ensuite, les cellules nerveuses se ratatinent et disparaissent. Les altérations des fibres nerveuses sont très secondaires, consécutives à l'altération des cellules. Pour Nuel, la quinine agit par anémie, mais peut-être exerce-t-elle aussi une action toxique sur les cellules.

CHAPITRE III

Technique employée et remarques sur l'œil normal du chien.

Doses de quinine. — Nous avons toujours employé une solution au 1/5 de chlorhydrosulfate de quinine en injection hypodermique.

La dose de ce sel nécessaire pour produire la cécité en une seule fois chez le chien est de 16,5 à 20 centigrammes par kilogramme. Mais nous en avons eu deux échantillons, le premier nécessitait des doses plus élevées d'environ 20 p. 100. Le fait n'a pu être observé qu'après quelques expériences avec le second échantillon et il n'était plus possible de faire une analyse du premier. C'est ce premier échantillon moins actif qui a été employé dans presque toutes les expériences relatées ci-après où la dose nécessaire pour produire la cécité a été de 20 centigrammes ou plus par kilogramme.

Pour un animal isolé, il suffit d'une très petite différence en moins pour que l'on n'ait rien, ou en plus pour amener la mort.

Les animaux robustes ont besoin, comme c'était à prévoir, de doses un peu plus fortes. Les chiennes semblent un peu plus résistantes que les chiens. Mais il ne nous a

pas paru possible de déterminer exactement à l'avance la
dose nécessaire pour un chien quelconque ; on peut donner
de 17 à 18 centigr. 5 par kilogr. suivant le sexe et la résis-
tance probable, attendre 6 ou 7 heures, et si l'intoxication
ne paraît pas suffisante, faire une nouvelle injection de
3 à 5 centigrammes par kilogramme.

Si une première injection a été insuffisante et qu'on
attende 36 à 48 heures pour la renouveler, la seconde
doit être plus élevée que la première d'une quantité en
rapport avec la différence qu'on veut obtenir. C'est-à-dire
que l'animal se comporte comme s'il avait éliminé entièrement la première dose et réparé à peu près tous les troubles qui en étaient résulté. — Il arrive bien quelquefois
que l'action d'une injection se prolonge davantage, mais
c'est dans des cas graves où il n'y a pas besoin de faire
une seconde injection pour obtenir les phénomènes oculaires que nous cherchons.

L'injection étant douloureuse à cause de l'acidité, après
avoir mis l'aiguille en place, on peut injecter d'abord un
demi-centimètre cube de cocaïne au centième ; en attendant
une minute ou deux pour faire l'injection de quinine, celle-
ci se fait sans douleur.

Il vaut mieux faire l'injection sur les parties latérales du
corps. Elle est toujours suivie d'abcès lorsqu'elle est suffisante pour produire l'amaurose.

Nuel est arrivé à donner les mêmes doses : 30 à 40 centigrammes par kilogramme si on emploie la voie stomacale,
et moitié moins si on emploie la voie hypodermique. Les
autres auteurs ne donnent pas de doses précises.

Pour tuer les chiens expérimentés, ils étaient mis dans

une boîte en bois hermétiquement fermée dans laquelle on
faisait arriver du gaz d'éclairage.

Technique histologique employée.—Les yeux énucléés immédiatement après la mort ont été fixés de différentes façons.

Quelques-uns ont été ouverts immédiatement, la rétine
décollée avec un pinceau mouillé et fixée dans l'alcool
absolu. Puis inclusion dans la paraffine ou la celloïdine et
coloration des coupes au Nissl.

Quelques autres ont été fixés dans le formol à 10 p. 100
et inclus dans la celloïdine.

La plupart ont été fixés dans une solution de sublimé
ainsi composée :

```
Sublimé................................    50
Chlorure de sodium......................    10
Eau....................................  1000
```

Les yeux y étaient laissés entiers pendant dix-huit à vingt
heures, puis lavés dans l'eau pendant un ou deux jours et
passés dans les alcools à concentration progressive, l'alcool
à 70 étant iodé et les yeux étant ouverts pour ce passage.
Enfin, inclusion dans la celloïdine.

Pour tous les yeux fixés dans le formol ou le sublimé,
les coupes ont été faites dans le méridien horizontal en
commençant au milieu de la papille et en allant de bas en
haut. Nous prenions pour chaque œil cent coupes toutes
numérotées, ce qui nous permettait une comparaison exacte
entre les différents yeux.

Pour la coloration des rétines, il était nécessaire d'employer la méthode de Nissl, puisque c'est par cette méthode
qu'on met en évidence les granulations chromophiles du

protoplasma des cellules nerveuses. Elle consiste plus encore en une fixation spéciale qu'en une coloration spéciale. Le fixateur de choix pour la pratiquer est l'alcool absolu, mais il ne peut être employé que pour de petits fragments. Si on y met une rétine décollée, on a une très bonne fixation sans rétraction, mais si on y met un œil entier on a une rétraction telle de la rétine qu'il n'est plus possible d'y reconnaître aucun élément. Aussi pour faire le Nissl sur des coupes d'yeux entiers, on est obligé d'employer un autre fixateur; le sublimé nous a paru être de beaucoup le meilleur. Le formol à 10 p. 100 pendant trente-six à quarante-huit heures permet bien de colorer encore les granulations chromophiles, mais avec moins d'élection ; de plus, l'ensemble de la rétine est moins bien fixé que par le sublimé.

Sur ces coupes d'yeux entiers ainsi fixés, la thionine est très bonne pour la coloration au Nissl, mais elle a l'inconvénient de se décolorer au bout de quelques mois et de nécessiter des manipulations qui deviennent un peu longues pour des coupes en série portant chacune un numéro.

Le carmin aluné n'a pas ces inconvénients et dans la plupart des cas il différencie suffisamment les corps des cellules nerveuses pour permettre non pas l'étude de la dégénérescence des cellules, mais la comparaison entre les deux yeux d'un animal.

Pour les nerfs optiques, la fixation a été faite dans le liquide de Muller, les colorations au Marchi, au Weigert-Pal, au picro-carmin en masse. Un seul point à noter particulièrement : les pièces colorées au Marchi prennent très bien le réactif de Van Gieson qui met en évidence les cloisons conjonctives et les gaines.

Enfin, sur quelques-uns de nos derniers animaux expéri-

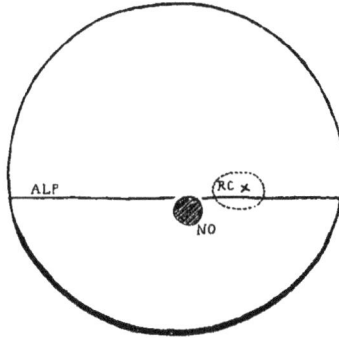

FIG. 1. — Schéma de la partie postérieure d'un œil de chien (œil droit) vu
d'arrière. — Gros. = 2 D.

NO. Nerf optique. — RC. Région centrale. — ALP. Artères ciliaires longues
postérieures.

mentés, nous avons essayé de faire quelques examens par
la méthode décrite tout récemment par M. Weiss (1). Cette

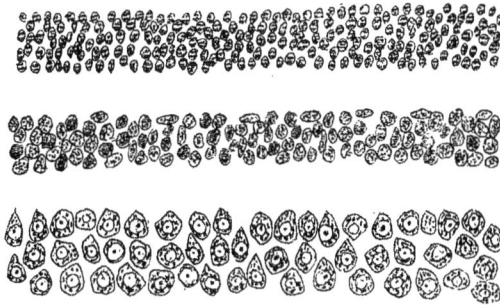

FIG. 2. — Région centrale de la rétine du chien. Coloration au Nissl ne per-
mettant de voir que les corps cellulaires. La couche des cellules ganglionnaires
présente en ce point son maximum d'épaisseur. — Gros. = 400 D.

méthode est l'équivalent pour le cylindre-axe de ce qu'est

(1) WEISS. Sur la structure du cylindre-axe des nerfs à myéline. *Société de
Biologie*, 31 mars 1900. Compte rendu, p. 315.

la méthode de Nissl pour le corps cellulaire, et il est probable qu'elle indiquera des altérations des nerfs beaucoup plus précoces que celles qui sont montrées par le Marchi. Nos examens par cette méthode sont trop incomplets pour y insister. Disons seulement que nous avons constaté la persistance des fibrilles du cylindre-axe dans le nerf optique au 3ᵉ et au 4ᵉ jour après l'intoxication.

Remarques sur l'œil normal du chien. — La moitié postérieure de l'œil nous intéresse seule. Sur l'œil vu d'arrière (fig. 1), le nerf optique présente son insertion dans la région centrale, mais sensiblement au-dessous et en dehors du centre. En outre, on distingue à travers la sclérotique, comme chez beaucoup de mammifères, les deux artères ciliaires longues postérieures qui pénètrent dans la sclérotique au ras du nerf optique près de son bord supérieur et se dirigent en avant dans un méridien horizontal. Grâce à ces différents points de repère, il est très facile d'orienter un œil de chien et de reconnaître le côté auquel il appartient.

Après l'ouverture du globe, on peut encore en reconnaître le haut et le bas à ce que le tapis n'existe que dans la moitié supérieure.

La couche des cellules ganglionnaires (ou cellules multipolaires, ou cellules nerveuses) est le siège des principales lésions de l'amaurose quinique. Cette couche est très variable suivant les points de la rétine que l'on considère. Elle présente une région centrale (fig. 2) qui correspond à la macula chez l'homme. Cette région est signalée dans le travail de Masius et Mahaim (1) sur les altérations de la

(1) Masius et Mahaim. *Bull. de l'Acad. roy. de Méd. de Belgique*, 1898, p. 325.

rétine et du nerf optique dans l'intoxication filicique :
« ... L'autre partie correspond sans doute à la *macula lutea*

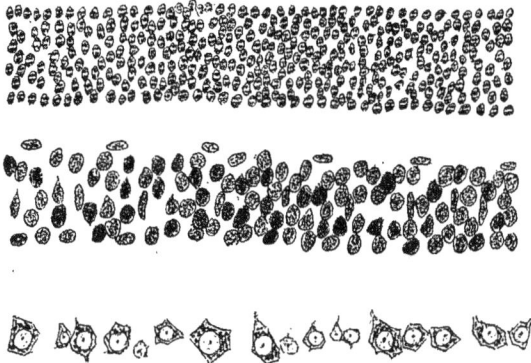

Fig. 3. — Rétine de chien. Périphérie de la région centrale. Les cellules ganglionnaires sont sur une seule couche, présentant déjà quelques interruptions.
— Gros. = 400 D.

et se compose de la fosse centrale entourée d'une zone
discoïde dans laquelle les cellules nerveuses forment une

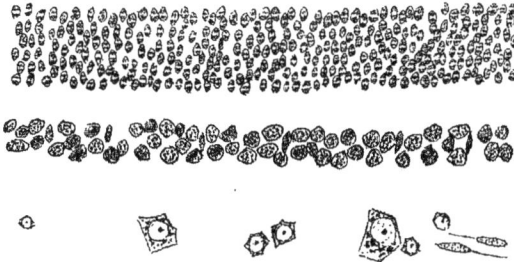

Fig. 4. — Rétine de chien près de l'ora serrata. Les cellules ganglionnaires
sont isolées et de volume très variable. — Gros. = 400 D.

couche continue, se touchant l'une l'autre. Cette partie
centrale de la rétine se continue sans démarcation bien

tranchée dans la partie périphérique. » Comme il n'y a

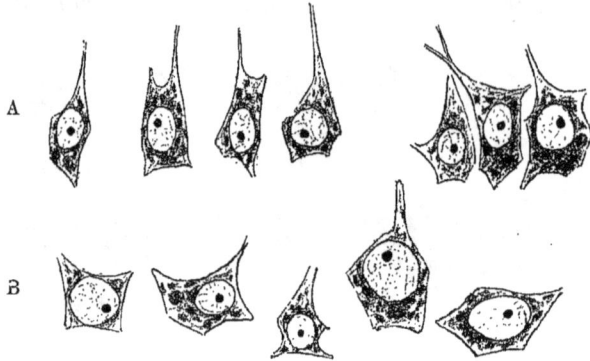

FIG. 5. — Cellules ganglionnaires isolées.
A. Région centrale. — B. Région intermédiaire. — Gros. = 850 D.

aucune dépression de la surface rétinienne à son niveau, nous la nommerons simplement région centrale. Elle est

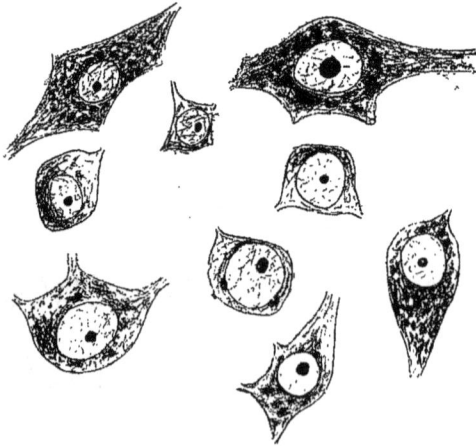

FIG. 6. — Cellules ganglionnaires prises surtout à la périphéric. — Gros. = 850 D.

située un peu au-dessus et en dehors de la papille. Est est donc très externe puisque la papille du chien est déjà à la

partie externe du pôle postérieur. Le chien a par conséquent un angle α très grand, et ses deux lignes visuelles
sont sensiblement parallèles à l'état de repos. Sur les
coupes en série faites comme nous l'expliquons plus loin,
le milieu de la région centrale se présente vers la 50ᵉ coupe
à partir du milieu de la papille, lorsque les coupes ont
30 μ d'épaisseur.

Dans la région centrale, les cellules ganglionnaires se présentent sur 2 ou 3 couches, et sont assez régulières de forme
et de volume. A la limite de la région centrale, les cellules
ne forment plus qu'une seule couche (fig. 3). Cette diminution de cellules ne se fait pas également vite dans toutes
les directions. A la périphérie de la rétine (fig. 4), cette couche
n'est même plus continue, et les cellules diffèrent de forme et
de volume, comme l'indiquent les figures ci-jointes. Sur les
dessins, les cellules paraissent plus ou moins globuleuses
ou polygonales suivant qu'on a reproduit ou non des
prolongements placés dans des plans un peu différents et
que les contours sont plus ou moins indiqués.

*Examen ophtalmoscopique des vaisseaux rétiniens du
chien.* — La papille du chien est fortement vascularisée.
On y distingue de grosses veines accompagnées d'artères
notablement plus petites passant souvent au-dessus, quelquefois au-dessous. Les points de repère les plus pratiques
dans l'examen de la vascularisation de la papille du chien
paraissent être — à l'image droite — la grosse veine supérieure et le nombre des petits vaisseaux qu'on trouve sur
le bord de la papille. La veine supérieure a une direction
ascendante, sa situation est très régulière. Elle est toujours
accompagnée d'une artère ayant un demi ou deux tiers

de son diamètre, ou de deux artères plus petites ayant chacune un tiers à un demi de ce même diamètre. Les vaisseaux qui croisent le bord de la papille sont assez nombreux, on en compte généralement une trentaine.

Dans l'examen des vaisseaux rétiniens du chien il existe deux causes d'erreur. Souvent les grosses veines de la partie centrale de la papille présentent un collapsus intermittent qui fait paraître la papille notablement plus pâle. Dans un cas d'amaurose quinique nous avons vu ce collapsus présenter exactement le rythme de la respiration. L'autre cause d'erreur est l'anémie rétinienne qui se produit chez certains chiens lorsqu'on leur écarte les paupières pour l'examen ophtalmoscopique. Elle peut donner l'apparence d'une ischémie presque complète de la papille et de la rétine. Cela tient à ce que l'animal fait des contractions de ses paupières pour se dégager et que ces contractions compriment l'œil. Ces deux causes d'erreurs, surtout la seconde, ont paru plus fréquentes chez les chiens intoxiqués avec la quinine.

CHAPITRE IV

**Conséquences de l'empoisonnement quinique sur l'appareil
visuel du chien.**

Troubles observés sur l'animal vivant. — Les troubles
visuels ne surviennent qu'après des troubles généraux. Ce
sont d'abord des vomissements débutant généralement
une demi-heure à une heure après l'injection de quinine
et durant une heure environ. Puis un état de faiblesse et
d'abattement qui atteint son maximum six ou sept heures
après l'injection (pour les doses indiquées plus haut). A ce
moment l'animal est incapable de se tenir debout, il semble
ne rien sentir, ni rien entendre. Dans les cas les plus
graves, il a des convulsions. Après un maximum durant
quelques heures, la plupart des troubles commencent à
s'améliorer. Généralement au bout de vingt-quatre heures,
l'animal se tient debout, vient même si on l'appelle, mais
ne paraît complètement rétabli qu'au deuxième jour, si
l'intoxication a été suffisante pour amener la cécité.

Les pupilles commencent à se dilater à la deuxième ou
troisième heure après l'injection et la mydriase est complète
à la sixième ou septième heure. La diminution de vision
semble suivre une marche parallèle à la mydriase. La
cécité est déjà complète au moment du maximum des
autres phénomènes. C'est seulement à ce moment que

l'examen ophtalmoscopique commence à déceler le rétrécissement des vaisseaux rétiniens (un tiers du diamètre
environ) un peu plus marqué sur les artères; de plus, la
papille pâlit légèrement. Nous donnons un chiffre pour
indiquer à peu près la valeur de cette diminution de calibre
des vaisseaux, parce que dans la plupart des descriptions
on la dit considérable sans chercher à indiquer son degré
d'une façon plus précise. Nous avons déjà fait remarquer
qu'il faut éviter de toucher aux paupières du chien pour
faire l'examen ophtalmoscopique de sa circulation rétinienne.

Au bout de vingt-quatre heures après l'injection de
quinine, les troubles visuels n'ont pas encore rétrocédé, à
moins que l'intoxication ait été très insuffisante. On recon-
naît que la cécité est complète à ce que l'animal se heurte à
tous les obstacles qu'il rencontre. La mydriase reste totale.
Le fond de l'œil conserve encore assez souvent de l'anémie
relative. Dans des cas assez rares, il existe un changement
de coloration du tapis qui, au lieu d'être vert brillant, se
montre plus ou moins flou, quelquefois d'un jaune terne, en
même temps que toute la rétine paraît également plus flou.

Au bout de quarante-huit heures, on constate souvent
un retour partiel de vision avec légère contraction de l'iris
si l'œil est exposé à la lumière du jour près d'une fenêtre.
Cette amélioration peut se continuer encore un peu pendant les jours suivants. En général, plus le retour de la
vision est tardif, plus il est incomplet. Quelquefois la
cécité reste absolue. La papille a repris sa coloration,
car la phase d'anémie dure moins d'un jour. Dans deux
cas nous avons vu une vaso-constriction rétinienne très

intense durer plus de 24 heures. Il s'agissait de cas d'intoxication particulièrement graves : l'un s'est terminé
spontanément par la mort dans le courant du second
jour. L'autre a produit un état général très grave pendant quarante-huit heures, jusqu'au moment où le chien
a été sacrifié.

Si on laisse l'animal vivre un certain temps et que la
perte de vision soit complète ou à peu près, au bout de
quatre à cinq jours on voit la papille recommencer à pâlir
et les vaisseaux se rétrécir de nouveau. Au bout de vingt
à trente jours, la papille est absolument blanche et les vaisseaux filiformes. Cette anémie tardive qui se produit dans
les cas graves est beaucoup plus accusée que ne l'était celle
de la première journée. Nous reviendrons sur la signifi-
cation de ces troubles vasculaires.

Lésions microscopiques de la rétine. — La lésion essentielle est une dégénérescence rapide des cellules de la
couche ganglionnaire. Les auteurs qui ont expérimenté
récemment la quinine signalent cette dégénérescence : De
Bono trouve une légère désagrégation de la zone chromatique au bout de quatre jours. Holden trouve des altérations
très marquées au troisième jour. Enfin Nuel signale une
chromolyse avancée des cellules nerveuses « dans un cas de
cécité quinique datant de vingt-quatre heures », mais ne
dit pas comment il avait donné la quinine ni combien de
temps la cécité avait mis à se produire. En réalité, dans
les cas typiques, la plupart des cellules sont entièrement
nécrosées moins de vingt heures après l'injection unique.

Pour l'examen de ces lésions, il est nécessaire de fixer
les rétines décollées fraîches dans l'alcool absolu et de colo-

rer par la méthode de Nissl. L'inclusion dans la celloïdine est préférable de beaucoup à l'inclusion dans la paraffine. Comme on a des pièces petites ne contenant aucune partie dure, il est facile de faire des coupes suffisamment minces pour les examens aux forts grossissements.

Les lésions cellulaires que l'on peut apprécier par la méthode de Nissl sont loin de constituer tous les phénomènes pathologiques qui peuvent se produire dans les cellules nerveuses. Cette méthode nous décèle seulement les transformations qui se produisent dans un des éléments de la cellule, élément nommé substance chromatophile ou chromatine à cause de la propriété qu'il présente de fixer certaines couleurs après avoir subi l'action de l'alcool. Cette propriété chimique n'a évidemment aucun rapport avec les propriétés biologiques de la substance qui y donne naissance, propriétés que nous connnaissons à peine ; néanmoins les variations de forme et de colorabilité de cette substance constituent le signe le plus précoce des maladies de la cellule nerveuse.

Il existe deux substances chromatiques à réactions colorantes identiques, l'une dans le noyau et l'autre dans la cellule. L'évolution de ces deux chromatines cellulaire et nucléaire est à considérer isolément dans la dégénérescence rétinienne de l'intoxication quinique, quoiqu'elle se fasse d'une façon analogue.

Dans le corps cellulaire où les phénomènes paraissent les premiers en date, il semble se produire d'abord une phase d'hypercoloration dans laquelle les granulations isolées de chromatine semblent presque dissoutes dans la substance achromatique du protoplasma (chromatolyse).

La cellule entière se montre fortement colorée et d'une manière uniforme. On y distingue à peine une sorte de réticulum serré et assez diffus. Puis, lorsque la dégénérescence évolue, le protoplasma prend un aspect fibrillaire ou granuleux de moins en moins coloré et bientôt ne se colore plus du tout.

Le noyau présente également une phase d'hypercoloration diffuse pendant laquelle le nucléole paraît quelquefois plus gros. A la suite, la substance chromatique qui, à l'état sain, ne formait guère que le nucléole, se présente sous l'aspect de petites sphères assez nombreuses et de volume inégal qui semblent se réduire de volume peu à peu et prendre de moins en moins la couleur, en même temps que le noyau lui-même diminue de volume. Dans d'autres cas, le nucléole persiste seul avec son volume antérieur et se décolore également d'une manière progressive. L'évolution est notablement plus lente que pour le corps cellulaire.

Lorsque le noyau et le corps cellulaire sont entièrement décolorés, la cellule nerveuse n'est plus représentée que par une masse hyaline, globuleuse, dans laquelle on distingue des granulations un peu plus réfringentes, le tout se colorant avec une certaine élection par l'éosine. Ce sont sans doute ces cadavres de cellules qui ont été attribués à la précipitation d'un liquide albumineux.

La dégénérescence paraît se faire dans quelques cellules d'une manière plus irrégulière.

Pour rechercher quelle est l'évolution de ces lésions cellulaires et quelle en est la durée, nous avons sacrifié un certain nombre de chiens (10 environ) à des moments variables dans le courant des trente-six premières heures,

après une injection de quinine. Dans aucun de ces cas
nous n'avons fait de seconde injection quelques heures
après, afin d'éviter toute incertitude dans la durée de l'intoxication. La plupart des animaux ont été sacrifiés trop
tôt pour juger cliniquement de la gravité du trouble visuel.
A l'examen microscopique, les rétines ne présentaient pas
toujours des lésions proportionnées à la survie de l'animal

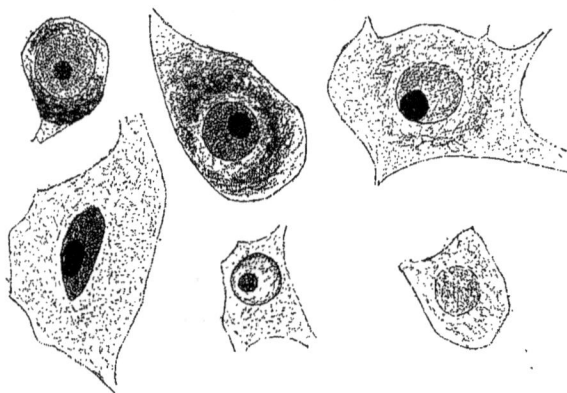

FIG. 7. — Cellules glanglionnaires en voie de dégénérescence dans un cas
d'intoxication quinique datant seulement de dix heures. (Il existait encore
dans la même rétine un certain nombre de cellules ganglionnaires moins
altérées.) — Gr. = 1350 D.

après l'injection de quinine; un certain nombre avaient
des lésions peu marquées. Nous avons tenu compte seulement des cas où les altérations de la couche ganglionnaire
étaient le plus accusées.

Dans un cas d'intoxication datant seulement de dix
heures, c'est-à-dire que la cécité n'existait que depuis
quatre ou cinq heures au moment où l'animal fut sacrifié,
nous avons trouvé des lésions déjà très avancées des
cellules ganglionnaires. Un certain nombre d'entre elles,

un quart environ, étaient restées à peu près normales ;
mais les autres présentaient des altérations à des degrés
divers, comme on peut en juger par la figure 7.

Dans des cas de quatorze et de seize heures, il existait
des lésions analogues, mais un peu plus avancées.

Sur une rétine provenant d'une intoxication typique de

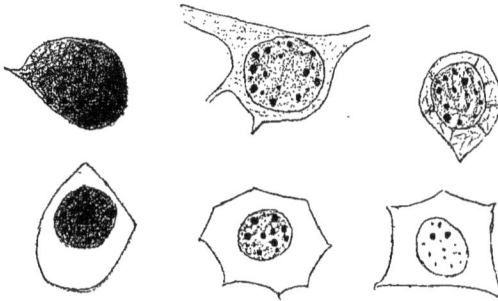

FIG. 8. — Intoxication quinique de vingt-deux heures. Cellules ganglionnaires en voie de dégénérescence. (D'autres cellules non représentées ici sont
entièrement décolorées.) — Gros. = 1300 D.

dix-sept heures et demie, nous trouvons encore un certain
nombre de cellules hypercolorées ; mais dans la plupart le
protoplasma est déjà entièrement décoloré ou sur le point
de l'être. Les noyaux ont encore leur situation et leur
volume normaux, ils contiennent des granulations multiples
déjà en voie de décoloration. Quelques-uns sont même
entièrement décolorés.

Dans un cas de vingt-deux heures, nous trouvons les
mêmes lésions plus avancées. Les noyaux sont réduits de
volume. Les cellules entièrement décolorées sont plus
nombreuses (fig. 8).

Dans les cas plus anciens, la plupart des cellules sont
entièrement transformées en boules hyalines. Dans un cas

où la mort est survenue spontanément au bout de trente heures, nous trouvons des formes plus irrégulières (fig. 9).

La dégénérescence présente encore de grandes variations suivant les régions de la couche ganglionnaire. Pour bien en juger, il faut couper l'œil en séries et examiner successivement les différentes coupes. Si on prend par exemple les coupes passant par le milieu de la région centrale, on trouve habituellement dans les cas où l'intoxication a été forte :

1º Un tout petit amas central dans lequel les cellules

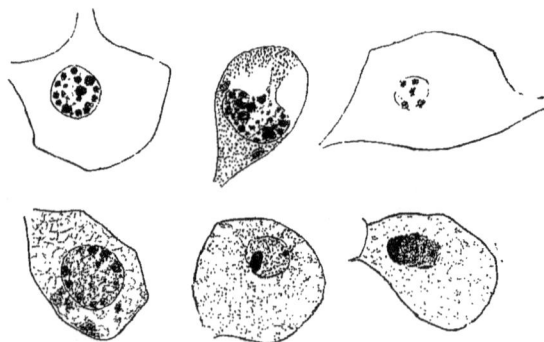

FIG. 9. — Intoxication quinique de trente heures terminée par la mort spontanée. Cellules ganglionnaires en voie de dégénérescence. — Gros. = 1300 D.

sont sur deux rangs comme à l'état normal, mais sur un espace très restreint (par exemple 15 à 20 cellules côte à côte). A la limite de cet amas, les cellules disparaissent progressivement, mais très rapidement. Cet espace n'est pas plus étendu en hauteur, car très souvent on ne le rencontre que sur 4 ou 5 coupes successives.

2º Une zone où toutes les cellules ganglionnaires ont disparu.

3º A la périphérie quelques cellules conservées.

Malgré cette disposition sur les coupes horizontales

passant par la région centrale, on ne peut pas dire que la
zone présentant le maximum de lésions ait exactement une
forme annulaire péricentrale, car elle présente des irrégu-
larités. Par exemple, elle se termine plus brusquement d'un
côté que de l'autre, et sur certaines coupes la dégénérescence paraît complète à la périphérie.

Des deux autres couches de cellules que contient la rétine,
le couche externe nous a toujours paru indemne. Quant à
la couche moyenne on y rencontre un certain nombre de
noyaux rétractés et plus fortement colorés pendant les 2
ou 3 premiers jours. Ils sont sans doute détruits ensuite.

La rétine présente encore dans certains cas une légère
infiltration leucocytaire des couches les plus internes. Cette
infiltration débute vers la fin du premier jour, c'est-à-dire
vers le moment où cesse le spasme vasculaire. Elle était
particulièrement forte dans deux cas analogues où il avait
été donné des doses de quinine assez élevées en plusieurs
fois dans l'espace de 24 heures et où l'animal avait été sacrifié 24 heures après la dernière dose.

Lésions microscopiques du nerf optique. — Ces lésions
sont celles de la dégénérescence wallérienne, elles sont
identiques à celles qui suivent l'énucléation de l'œil ou la
névrotomie optique rétrobulbaire. Elles se montrent quelques jours après l'intoxication. Dans deux cas nous avons
trouvé au 5e jour des lésions très avancées des nerfs optiques décelables par la méthode de Marchi et reconnais-
sables aussi par le fait de la disparition des cylindres-axes
sur les coupes colorées au picro-carmin. Dans un cas, nous
avons trouvé au bout de trois jours un commencement de
disparition des cylindres-axes et au Marchi une légère dégénérescence dans une petite étendue du nerf près de l'œil.

L'évolution de la dégénérescence dure plusieurs mois. Dans un cas datant de six mois exactement, où la destruction était à peu près complète, il restait dans le nerf seulement quelques fibres saines et le Marchi montrait que la résorption des éléments dégénérés n'était pas encore complète.

La dégénérescence peut être suivie jusque dans les corps genouillés externes et les tubercules quadrijumeaux anté-

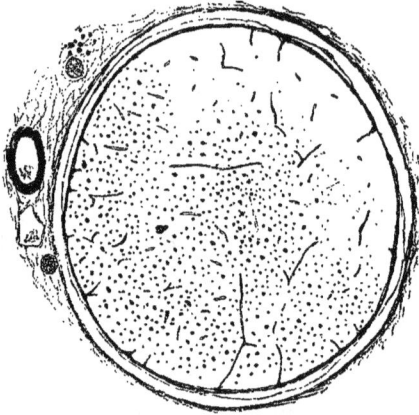

FIG. 10. — Coupe d'un nerf optique dans un cas d'intoxication quinique datant de 36 jours. On voit la répartition inégale de la dégénérescence sur la coupe du nerf. Gros. = 24 D.

rieurs exactement comme la dégénérescence de la névrotomie optique. Dans des cas où l'intoxication avait duré plus ou moins longtemps, la dégénérescence se montrait plus ou moins accusée dans certains territoires, tantôt à l'extrémité oculaire, tantôt à l'extrémité cérébrale du tractus. Cette différence ne tient sans doute qu'à l'ancienneté des cas. Nous n'en avons pas examiné un assez grand nombre sur les différents points pour affirmer et indiquer sûrement le lieu du début de la dégénérescence nerveuse. On sait que, dans les nerfs spinaux, la dégénérescence wallérienne débute dans la partie périphérique des nerfs.

Sur une coupe, cette dégénérescence n'est pas réguliè-ment répartie sur toute la surface du nerf comme l'indique la figure ci-dessus. Cette répartition est évidemment en rapport avec la localisation des lésions rétiniennes. Pour en faire la preuve, il faudrait chercher quels sont les faisceaux nerveux qui répondent aux différents territoires de la rétine. Nous n'avons pas eu le temps de faire cette recherche.

Nous n'avons pas observé de dégénérescence dans le pédoncule cérébral, par conséquent les cellules du corps genouillé externe et du tubercule quadrijumeau antérieur ne sont pas atteintes immédiatement dans l'intoxication quinique. Il est possible qu'elles souffrent plus tard lorsque la dégénérescence des nerfs optiques est complète.

Des coupes de la région bulbo-protubérantielle n'ont rien montré d'anormal au niveau du nerf acoustique.

Siège de la lésion primitive. — Le début des lésions se fait par le corps des cellules de la couche ganglionnaire de la rétine. C'est d'ailleurs l'opinion de Holden, Uhthoff, Nuel. De Bono croit au contraire que le début se fait dans la couche des cônes et des bâtonnets. Il y a un fait d'observation simple (invoqué particulièrement par Nuel) qui plaide pour un début dans les cellules de la couche ganglionnaire, c'est qu'on constate des altérations des cellules dès le premier jour, tandis qu'on ne peut constater des lésions du nerf qu'au bout de plusieurs jours. Mais on pourrait objecter que ces lésions constatables sont peut-être précédées d'autres lésions du nerf que nous ne savons pas encore déceler et qui viendraient plus tôt dans le nerf que dans la cellule.

Pour arriver à une solution précise nous avons cherché quelle était l'influence de la destruction de la rétine sur le nerf et surtout l'influence de la destruction du nerf sur la rétine. Nuel, dans son mémoire de 1896, avait pensé déjà à ce procédé de démonstration ; mais il avait appuyé son raisonnement sur les résultats donnés par d'autres chercheurs [Krenchel (1), dont les expériences avaient été faites sur la grenouille, et Rosow (2) dont les expériences furent faites sur des lapins et qui note simplement l'intégrité des rétines sans spécifier l'état des cellules ganglionnaires]. Nuel était arrivé à conclure pour la fougère mâle à une origine rétinienne, mais il fit ensuite les expériences lui-même et dans son rapport il conclut, d'après ces expériences, à une origine nerveuse. Quoiqu'il en soit, les résultats sont particulièrement nets pour la quinine.

Si on prend un chien normal et que d'un côté on lui fasse la section du nerf optique tout près de l'œil, immédiatement en arrière du point de pénétration des vaisseaux rétiniens, la rétine se comporte évidemment comme si le nerf était entièrement détruit, de même que le nerf se comporte comme si la rétine n'existait plus, puisque toute communication est interrompue. En procédant ainsi (ou bien en énucléant l'œil) on voit les premiers signes de dégénérescence apparaître dans le nerf au bout de quatre ou cinq jours, sensiblement comme dans l'intoxication quinique. Du côté de la rétine, au contraire, la dégénérescence des cellules ganglionnaires est beaucoup plus lente que dans l'intoxication quinique et se montre sous un aspect différent.

(1) *Archiv f. Ophth.*, 1874, t. XX, fasc. 1, p. 127.
(2) *Berichte der Akademie der Wissenschaften zu Wien*, 1864, p. 431.

En effet, nous avons vu que dans l'intoxication quinique la nécrose du protoplasma de ces cellules se manifestait déjà en moins de 24 heures, et qu'au bout de 48 heures la plupart des cellules avaient entièrement disparu.

Dans la névrotomie optique, les altérations des cellules ganglionnaires sont au contraire beaucoup plus lentes à se montrer. Dans ses expériences sur le lapin Nuel (Rapport) a constaté que la chromolyse consécutive à la simple névrotomie se montre dès le troisième jour et que la destruction totale des cellules s'est toujours produite en trois semaines.

Nous avons répété l'expérience deux fois chez le lapin et deux fois chez le chien. Ces expériences concordent entre elles et avec celles de Nuel que nous ne connaissions pas encore. Il nous a semblé cependant que la dégénérescence des cellules ganglionnaires était un peu plus lente chez le chien.

Exp. I. — *Lapin.* — Section du nerf optique droit par le cul-de-sac supérieur sur l'œil luxé.

Un quart d'heure après, papille pâle et rétrécissement (de 1/2 à 2/3) du calibre des vaisseaux rétiniens.

Au bout de une heure et demie, papille rouge et vaisseaux rétiniens plus volumineux qu'avant l'opération. Cette rougeur persiste pendant cinq à six jours, puis la papille recommence à pâlir légèrement et l'animal est sacrifié après onze jours.

Les cellules ganglionnaires de la rétine droite ont disparu presque complètement, il en reste à peine un quart dont la plupart sont réduites au noyau.

Exp. II. — *Lapin.* — Névrotomie optique gauche. L'animal est tué également onze jours après, et le résultat est le même que dans le cas précédent.

Exp. III. — *Chien petit et vieux.* — Cristallins présentant un début de cataracte compatible d'ailleurs avec l'examen ophtalmoscopique du fond de l'œil. Névrotomie optique droite. Pansement sur l'œil pendant trois jours. Après l'enlèvement du pansement, on ne remarque pas de différence nette entre les deux papilles. L'animal est sacrifié au bout de neuf jours.

La rétine droite ne présente pas de diminution dans le nombre des cellules, mais une chromatolyse bien nette.

Exp. IV. — *Chien petit, adulte.* — Névrotomie optique gauche. Le lendemain, rougeur de la papille gauche. Au dixième jour, il est très affaibli et commence une ulcération de la cornée gauche. Sacrifié au bout de onze jours.

La rétine présente une destruction incomplète, mais très avancée, des cellules ganglionnaires.

Technique employée pour faire la névrotomie optique chez le chien. — Plusieurs auteurs disent ne l'avoir pratiquée que chez le lapin à cause des difficultés qu'elle présente chez le chien. Elle est cependant assez facile à réussir en passant par le cul-de-sac supérieur, surtout si on prend un chien ayant les yeux un peu saillants. Il faut inciser le cul-de-sac conjonctival supérieur, désinsérer le droit supérieur et inciser la commissure externe, le tout avec les ciseaux. On luxe l'œil en avant, un aide rétracte la paupière supérieure et au fond de l'espace compris entre l'œil et la paroi supérieure de l'orbite se trouve le nerf qui est facile à sentir, étant tendu par la luxation du globe. Pour le mettre à nu, il est bon de s'éclairer avec un miroir frontal.

Théorie de De Bono. — De Bono a une théorie personnelle sur le début des lésions. Il croit que la principale action de la quinine porte sur les cônes et les bâtonnets.

Cette opinion est basée sur l'action immédiate de la quinine sur cette couche et sur l'épithélium pigmentaire chez
la grenouille. Il a observé, comme nous l'avons vu plus
haut, que chez les grenouilles injectées avec la quinine et
exposées à la lumière l'épithélium était rétracté et les
bâtonnets allongés, à l'inverse de ce qui existe chez les
grenouilles normales. Si une telle action de la quinine sur
les couches externes de la rétine se produit chez la grenouille, il n'est pas possible néanmoins de l'admettre chez
le chien. Si elle existait chez le chien, il se produirait
d'abord une dégénérescence des cellules des cônes et des
bâtonnets, puis des cellules bipolaires et seulement tardi-
vement une dégénérescence des cellules ganglionnaires.
Or, la dégénérescence des cellules ganglionnaires est
très précoce et celle des cellules de la couche externe ne
se produit pas du tout.

*Mode d'action de la quinine sur les cellules ganglion-
naires.* — La plupart des auteurs (excepté de Bono)
admettent que c'est par ischémie que la quinine agit sur
l'appareil visuel. En outre, Nuel et Uhthoff croient qu'il se
produit accessoirement une action toxique directe sur les
cellules ganglionnaires.

A notre avis, l'action directe sur les cellules doit être
admise en premier lieu, car l'insuffisance de nutrition
cellulaire due au spasme des vaisseaux n'explique pas tous
les phénomènes produits. Ainsi, la conservation du milieu
de la région centrale de la rétine ne peut être expliquée
par aucune disposition vasculaire.

Il y a encore un fait qui prouve l'action directe de la
quinine sur les cellules, c'est que l'anémie du premier jour

est beaucoup moins forte que l'anémie tardive qui débute
au bout de quatre ou cinq jours et est complète en
quelques semaines. Cette anémie tardive est le résultat de
la disparition de la couche ganglionnaire et de la couche
des fibres nerveuses, c'est-à-dire de la plupart des éléments
que les vaisseaux rétiniens ont à nourrir. Il doit falloir,
semble-t-il, une anémie aussi forte pour amener la nécrose
des mêmes éléments.

Enfin, il est manifeste que l'anémie du début, telle qu'on
peut la juger à l'ophtalmoscope, est disproportionnée avec
l'effet produit ; généralement le calibre des vaisseaux est
diminué d'un tiers, peut-être un peu plus pour les artères
que pour les veines. Chez nos animaux, avec les doses que
nous avons employées, il est probable que, dans la plupart
des cas, un observateur qui n'aurait pas vu l'animal avant
l'injection n'aurait pas pu reconnaître l'anémie rétinienne
au seul examen ophtalmoscopique, puisque dans les cas
ordinaires elle ne dépasse pas sensiblement les variations
physiologiques dans une même espèce.

Les expériences que nous avons faites pour rechercher
l'influence de la section du nerf optique sur la dégénérescence rétinienne quinique viennent encore à l'appui de la
théorie de l'intoxication directe des cellules ganglionnaires,
comme nous le verrons plus loin. Néanmoins, il est possible que le spasme vasculaire contribue encore à affaiblir
les cellules ganglionnaires par insuffisance d'apport nutri-
tif. Aussi, nous avons entrepris un certain nombre d'expériences dans le but d'éclairer ce côté de la question.

CHAPITRE V

**Influence des modifications circulatoires sur la dégénéres-
cence quinique de la rétine.**

Nous avons essayé de modifier par différents procédés
les conditions de la circulation rétinienne dans un œil et
de comparer ensuite les lésions produites par l'intoxication
dans cet œil avec celles du congénère.

Pour arriver à modifier la circulation d'un œil, on pouvait
agir sur sa pression intérieure, par révulsion, ou sur son
système nerveux.

Une partie de ces moyens ont déjà été essayés bien des
fois à un point de vue thérapeutique dans le glaucome ou
dans les amblyopies post-hémorrhagiques. Nous ne croyons
pas qu'ils aient jamais été expérimentés dans les amblyopies
toxiques, sauf la résection du sympathique faite une fois
par De Bono. Il y avait donc intérêt à les essayer dans
l'intoxication quinique ; en outre, celle-ci pouvait nous
donner des indications sur leur valeur thérapeutique.

Dans ce chapitre prendront place seulement les modifications circulatoires obtenues par action directe sur le globe
oculaire. Celles qui peuvent être obtenues par intervention
sur ses nerfs feront l'objet du chapitre suivant.

Dans chaque cas où nous avons fait une expérience sur
un œil pour essayer de modifier l'action de la quinine, un

certain nombre de précautions ont été prises. Les deux
yeux étaient d'abord examinés pour s'assurer qu'ils étaient
identiques. L'expérience était faite presque toujours sur
l'œil droit, l'œil gauche restant comme témoin de l'action
non modifiée de la quinine. Les deux yeux, enlevés aussitôt
après la mort de l'animal, étaient fixés et traités exactement de la même façon. Les coupes comparées étaient
surtout celles qui passaient par le milieu de la région centrale, presque toujours facile à retrouver.

L'iridectomie pratiquée ainsi trois fois a eu une influence
favorable dans deux cas, dont un très net, et nulle dans
le troisième.

Exp. V. — *Chien, 9 kilog. 300.* — O. D. Large iridectomie faite
au moyen d'une incision très périphérique du limbe.

Quatre jours après, injection de quinine (0 gr. 21 par kilogramme), puis le lendemain, nouvelle injection (0 gr. 24 par
kilogramme). Sacrifié cinquante cinq heures après la dernière
injection.

Destruction partielle des cellules ganglionnaires des deux côtés,
mais moins marquée du côté droit (opéré).

Exp. VI. — *Chien, 8 kilog.* — O. D. Iridectomie. Deux
heures plus tard, injection de quinine (0 gr. 20 par kilogramme).
Sacrifié cinq jours après.

Les cellules ganglionnaires sont complètement détruites à gauche,
tandis qu'à droite il reste un tout petit amas central occupant
environ six ou sept coupes. Mais la différence serait trop peu
marquée pour conclure avec ce seul cas.

Exp. VII. — *Chien, 11 kilog. 600.* — O. D. Iridectomie. Le lendemain, injection de quinine (0 gr. 22 le matin, et le soir 0 gr. 12
par kilogramme).

Sacrifié seize jours après l'intoxication.

Dégénérescence ganglionnaire égale et presque complète des deux côtés.

L'*ouverture de la sclérotique* avec issue de vitré, pratiquée deux fois au moyen de la pointe du thermo-cautère, a eu une influence favorable dans les deux cas.

Exp. VIII. — *Chien, 8 kilog. 850.* — Pointe de feu appliquée à la partie supérieure de l'œil droit, un peu en arrière de l'équateur. Issue d'une grande quantité de vitré. Le lendemain, injection de quinine (0 gr. 20 par kilogramme); le deuxième et le troisième jour, l'animal voit encore, nouvelles injections de quinine (0 gr. 16 et 0 gr. 21 par kilog.).

Sacrifié trois jours après la dernière injection.

Destruction marquée des cellules ganglionnaires des deux côtés, mais moins forte du côté qui a subi la sclérotomie.

Exp. IX. — *Chien, 8 kilog.* — O. D. Pointe de feu au-dessus du nerf optique et un peu en dedans. Issue de vitré. Le lendemain la papille droite se montre à peine plus vascularisée que la gauche.

Les pupilles sont égales. Injection de quinine (0 gr. 20 par kilog.). Sacrifié trois jours après l'injection.

Les cellules ganglionnaires ont complètement disparu du côté gauche et sont en partie conservées du côté droit (sclérotomie).

L'*ésérine* n'a rien donné :

Exp. X. — *Chien, 13 kilog.* — Injection de quinine (0 gr. 20 par kilog.) et applications répétées d'ésérine dans l'œil droit.

Sacrifié deux jours après l'injection. La couche ganglionnaire est presque complètement dégénérée et d'une façon égale dans les deux rétines.

Une *injection d'eau salée forte dans le tissu cellulaire* péri-oculaire n'a pas produit la moindre modification.

Exp. XI. — *Chien, 9 kilog.* — Injection de un centimètre cube d'eau salée à 12 p. 100 dans l'orbite droite.

Trois heures après, injection de quinine (0 gr. 20 par kilog. Le lendemain, cécité complète. Mydriase totale à gauche et myosis à droite (côté injecté).

Deux jours après l'injection, cécité complète et mydriase totale des deux côtés. L'animal est sacrifié.

Les couches ganglionnaires des deux rétines sont également et presque entièrement dégénérées.

De ces divers moyens, l'iridectomie et surtout l'ouverture large de la sclérotique ont diminué dans une certaine mesure la dégénérescence rétinienne. On doit se demander comment s'est produite cette influence et si elle est réellement attribuable à des modifications circulatoires.

Les sclérotomies que nous avions faites avec la pointe du thermo-cautère avaient produit une hypotonie considérable. Les yeux ainsi traités étaient absolument flasques quand ils furent énucléés. Le même état n'a pas été noté à l'énucléation des yeux iridectomisés et, d'autre part, la tension sur l'œil du chien vivant est trop difficile à déterminer pour que nous puissions affirmer que nos iridectomies ont produit une hypotension marquée. Néanmoins, d'après ce que l'on sait de l'iridectomie en général, on peut supposer qu'une telle action s'est produite. Ces opérations ont donc probablement amené un afflux sanguin auquel on peut rattacher l'amélioration produite ; et s'il a suffi d'empêcher ainsi la réduction de volume des vaisseaux par le spasme vasculaire pour entraver la dégénérescence rétinienne, c'est que cette dégénérescence dépend en partie du spasme.

Mais il ne s'agit pas, dans ces cas, d'une simple modification circulatoire. A côté de la diminution de pression de l'œil et des modifications mécaniques de la circulation, il se produit d'autres phénomènes. Par exemple, dans nos cas de sclérotomie, il existait un œdème du vitré se traduisant par une opacification beaucoup plus forte après l'action du liquide fixateur. Rien ne prouve que dans ces cas il ne se produit pas, dans les couches internes de la rétine, un phénomène analogue capable d'empêcher la pénétration de la quinine jusqu'aux cellules, ou encore dans les cellules mêmes une modification nutritive pouvant les rendre plus résistantes au poison. Ce ne sont là évidemment que de simples hypothèses, mais elles montrent que les résultats des expériences ci-dessus sont susceptibles de plus d'une interprétation et qu'ils ne peuvent être considérés comme des preuves de la théorie vasculaire de l'amaurose quinique. De telles expériences ne seraient probantes dans un sens ou dans l'autre que si un rapport de cause à effet entre deux phénomènes s'en détachait d'une façon particulièrement nette. Celles-ci devaient être rapportées néanmoins pour montrer dans quelles voies nous avions cherché la solution du problème.

Notons, en passant, que les dégâts produits par les opérations indiquées sont tout à fait disproportionnés avec la faible diminution de lésions obtenue et qu'il n'y a pas à songer à une application thérapeutique de ces procédés.

Les expériences du chapitre suivant faites pour rechercher le mécanisme de la vaso-constriction rétinienne auraient pu servir plus utilement à discuter la théorie vasculaire de l'amaurose si nous avions réussi à modifier nettement la circulation rétinienne par une action nerveuse exercée à distance. En effet, dans ce cas, les autres actions sur la pression de l'œil, la nutrition des tissus, etc., auraient été réduites à leur minimum. Mais les expériences ont été négatives sur ce point.

En somme, pour ce qui est de l'action de la vaso-contriction pure sur les altérations des cellules de la couche ganglionnaire de la rétine, nos expériences sont négatives. Au contraire, nous avons vu à la fin du chapitre précédent que plusieurs raisons prouvent l'action directe du poison. Nous ne concluons pas cependant que l'action de la vaso-contriction est nulle, mais qu'elle est simplement hypothétique. D'ailleurs la plupart des auteurs qui ont défendu cette théorie n'avaient observé que l'anémie rétinienne tardive qui n'est qu'une conséquence de la dégénérescence cellulaire.

CHAPITRE VI

**Influence du système nerveux central sur l'anémie réti-
nienne de l'intoxication quinique.**

La plupart des auteurs qui ont parlé de l'anémie rétinienne de l'intoxication quinique ou des autres intoxications
l'ont attribuée, soit à une action locale du poison sur les
parois vasculaires, soit à une action sur les centres ou les
nerfs vaso moteurs. Les deux opinions ont été à peu près
également défendues. Cependant, quelques auteurs discu-
tent la question sans se prononcer, par exemple Nuel, dans
son rapport.

De Bono seul, nous semble avoir fait une expérience
dans le but d'élucider cette question. Nous avons déjà
cité cette expérience (extirpation du ganglion sympathique
cervical supérieur chez un chien intoxiqué par la quinine
et déjà amaurotique). Il en conclut que la vaso-constriction rétinienne n'est pas due à une action de la quinine sur
le grand sympathique.

Nous avons fait aussi la section du sympathique cervical
pour chercher l'action qu'elle pouvait avoir sur les altérations rétiniennes causées par la quinine, mais nous
l'avons pratiquée *avant de donner la quinine*. En effet,
nous avons vu que l'action de la quinine est très prompte,
moins de vingt heures après une injection suffisante pour

produire l'amaurose les cellules ganglionnaires sont déjà complètement nécrosées et une modification de la nutrition de la rétine survenant à ce moment ne peut guère avoir d'influence que sur la résorption plus ou moins rapide de ces cadavres de cellules, phénomène difficile à apprécier et en somme peu important.

L'anémie primitive de la rétine, celle qui est due à l'action directe de la quinine, dure généralement moins de vingt-quatre heures, c'est donc pendant ce temps que doit agir le facteur dont on cherche l'influence sur cette anémie. Les phénomènes classiques produits par la section du sympathique cervical persistant au moins plusieurs jours, la section du sympathique pouvait être pratiquée dans les jours précédant l'intoxication.

Exp. XII. — *Chien, 10 kilog. 700.* — Résection de 1 centimètre du nerf vago-sympathique droit. A la suite, chaleur du côté droit de la face, enophtalmie, rétrécissement de l'ouverture palpébrale, myosis. Le fond de l'œil ne présente pas de modification appréciable dans sa vascularisation.

Le lendemain, injection de quinine (0,23 par kilog.) et le jour suivant nouvelle injection (0,20 par kilog.). A la suite cécité complète, mydriase totale du côté normal et pupille moyenne ou légèrement élargie du côté opéré. La vascularisation du fond de l'œil se montre égale des deux côtés et présente peu de modifications.

Sacrifié vingt-quatre heures après la dernière injection.

La dégénérescence des cellules ganglionnaires est peu marquée et égale des deux côtés. Infiltration leucocytaire des couches internes des rétines.

Exp. XIII. — *Chien, 5 kilog. 200.* — Section du sympathique cervical droit. Trois jours après, injection de quinine (0,23 par kilog.). Sacrifié cinquante et une heures après l'injection.

Les rétines présentent une destruction des cellules ganglionnaires complète à droite (côté de la section du sympathique) et presque complète à gauche.

Exp. XIV. — *Chien, 8 kilog.* — Résection d'un fragment du sympathique cervical droit. Injection de quinine (0,20 par kilog.) le lendemain. Sacrifié cinquante heures après l'injection.

La destruction des cellules ganglionnaires est complète à droite (côté opéré) et presque complète de l'autre côté.

Exp. XV. — *Chienne, 10 kilog. 900.* — Section du sympathique cervical droit. Le lendemain, injection de quinine (0,23 par kilog.) Sacrifiée quarante-huit heures après l'injection.

Destruction des cellules ganglionnaires presque complète, égale des deux côtés.

La *section du sympathique cervical* a donc eu deux fois une action défavorable, très légère d'ailleurs, sur la rétine du côté où elle a été faite, et deux fois une action nulle.

Nous avons pratiqué deux fois la *section du trijumeau dans le crâne* (une des sections n'atteignant que la branche ophtalmique) sans obtenir de modification des troubles rétiniens.

Exp. XVI. — *Chien, 9 kilog. 500.* — Section du trijumeau droit dans le crâne. (A l'autopsie, il ne restait qu'un petit fragment de la gaine qui n'avait pas été sectionné ; les autres nerfs étaient intacts). A la suite, rétrécissement de la fente palpébrale, enophtalmie, myosis du côté opéré.

Le lendemain, injection de quinine (0,24 par kilog.). Consécutivement, la mydriase se produit des deux côtés, mais moins à droite.

Sacrifié cinquante heures après l'injection.

Destruction complète des cellules ganglionnaires rétiniennes des deux côtés.

Exp. XVII. — *Chien 5 kilog. 500.* – Opération sur le côté droit pour atteindre le moteur oculaire commun ; mais celui-ci ne fut que très légèrement touché, tandis que la branche ophtalmique du trijumeau et le nerf pathétique furent entièrement sectionnés. Myosis de ce côté après l'opération.

Trois jours plus tard, injection de quinine (0,20 par kilog.). Sacrifié trois jours après l'injection.

La couche ganglionnaire est presque complètement détruite et d'une façon égale des deux côtés.

A propos de la première de ces deux expériences, il y a à remarquer que tous les cas où la dégénérescence des cellules ganglionnaires est totale ou nulle ne peuvent être comptés utilement. C'est seulement dans les cas où l'une au moins des deux couches ganglionnaires a dégénéré partiellement, l'autre ayant dégénéré d'une façon égale ou différente, que l'on peut juger que l'effet recherché sur un œil a été positif ou nul. Si aucune des deux rétines ne présente d'altération, il peut se faire néanmoins que l'action ait été inégale, quoique insuffisante même du côté où elle a été la plus forte. Une inégalité d'action est possible également lorsque les deux rétines ont perdu complètement leur couche ganglionnaire, mais est moins probable, car une légère augmentation de la dose suffisante pour produire la cécité entraîne généralement la mort de l'animal.

Nous avons encore fait *l'ablation du ganglion ophtalmique.*

Exp. XVIII. — *Chien, 10 kilog. 300.* — Ablation du ganglion ophtalmique droit. A la suite, myosis très serré ne cédant pas ou très peu à l'action de l'atropine.

Trois jours après, injection de quinine (0,24 par kilog.), suivie
de mydriase totale à gauche. A droite, le myosis persiste quoique
un peu moins serré.

Sacrifié trois jours après l'injection.

Rétines : des deux côtes, on trouve une destruction très faible,
sensiblement égale des cellules ganglionnaires.

Les lésions étaient bien minimes pour tirer une conclu-
sion ; mais comme l'opération nécessite un délabrement
assez considérable, multipliant par conséquent les causes
d'erreur, nous n'avons pas jugé utile de la recommencer.

La *section du moteur oculaire commun* a été faite dans
deux cas :

Exp. XIX. — *Chien, 7 kilog. 300.* — Section intracrânienne du
moteur oculaire commun droit ; mais il se produisit en même temps
une section de la bandelette optique et une lésion du pédoncule
cérébral du même côté, ainsi qu'une forte hémorrhagie arachnoï-
dienne.

Immédiatement après l'opération, l'œil droit présente une
mydriase totale et une forte déviation en dehors. La papille paraît
un peu plus colorée.

Trois jours après, injection de quinine (0,20 par kilog.).

Destruction des cellules ganglionnaires assez avancée des deux
côtés, mais un peu moins à droite. La comparaison a été faite pour
le centre et pour les deux côtés de chaque rétine, à cause de la
destruction d'une bandelette.

Exp. XX. — *Chien, 5 kilog.* — Section intracrânienne du
moteur oculaire commun droit, mais le sinus caverneux fut légèrement atteint au-dessous.

Quatre heures après, injection de quinine (0,20 par kilog.).

Meurt environ quarante heures plus tard.

Les rétines présentent une dégénérescence de la couche ganglionnaire presque totale et égale pour les deux côtés.

De ces deux expériences, on ne peut pas conclure à une action quelconque de la section du moteur oculaire commun sur la dégénérescence rétinienne quinique, car dans le cas positif la différence était faible et les autres lésions de l'opération étaient très étendues.

Il n'y avait pas de raison pour s'occuper du nerf pathétique et du moteur oculaire externe; d'ailleurs l'un d'eux se trouva coupé dans une des expériences ci-dessus. Au contraire, il aurait été intéressant de chercher l'action des filets sympathiques qui accompagnent les vaisseaux. La chose nous a paru trop difficile pour être tentée.

En résumé, dans aucun des cas exposés dans ce chapitre, il ne s'est produit de modifications nettes dans la vascularisation du fond de l'œil du côté opéré, et l'examen microscopique des rétines n'a révélé que des modifications insignifiantes du même côté.

CHAPITRE VII

**Influence de la section du nerf optique sur la dégénéres
cence rétinienne de l'intoxication quinique.**

Nous avons vu que la section du nerf optique entraînait
une dégénérescence des cellules de la couche ganglionnaire
qui se traduit dès le 3ᵉ jour par une chromolyse appréciable et qui entraîne la disparition complète des cellules
en trois semaines. Si, dans les premiers jours de cette
période, on donne de la quinine à l'animal, les cellules ganglionnaires du côté névrotomisé en subissent l'action d'une
façon tout à fait différente de ce qui se passe du côté
normal.

Nous avons fait l'expérience chez 7 chiens. Le résultat
a été négatif dans un cas, positif dans tous les autres.

Exp. XXI. — *Chien, 6 kilog. 100.* — Section du nerf optique.
Le lendemain, injection de quinine (0,20 par kilog.). Sacrifié trois
jours après l'injection.

Destruction complète des cellules ganglionnaires des deux côtés.

Exp. XXII. — *Chien, 7 kilog. 600.* — Section du nerf optique
gauche. A la suite, la papille de ce côté se montre un peu plus
colorée. Deux jours après, injection de quinine (0,25 par kilog.). Le
rétrécissement habituel des vaisseaux se produit au bout de quelques heures, mais moins accusé du côté opéré. Le lendemain,
nouvelle injection de quinine (0,16 par kilog.).

Sacrifié six jours après la dernière injection de quinine, par conséquent neuf jours après la névrotomie optique.

Destruction partielle des cellules ganglionnaires des deux côtés, mais moins accusée du côté opéré.

Exp. XXIII. — *Chien, 7 kilog. 500.* — Section du nerf optique droit à 12 ou 15 millimètres du globe par une incision latérale et un délabrement plus grand que dans les autres cas.

Deux jours après, injection de quinine (0,20 par kilog.).

Sacrifié 54 heures après l'injection.

Dégénérescence des cellules ganglionnaires complète à gauche, presque complète à droite (côté opéré).

Exp. XXIV. — *Chien, 8 kilog.* — Section du nerf optique droit. Deux jours après, injection de quinine (0,20 par kilog.). Sacrifié cinquante-six heures après l'injection.

Destruction des cellules ganglionnaires à peu près nulle à droite (côté opéré), légère mais nette à gauche.

Exp. XXV. — *Chien, 10 kilog.* — Section du nerf optique gauche. Injection de quinine (0,25 par kilog.) 4 jours après la névrotomie. Sacrifié trois jours après l'injection et par conséquent sept jours après la névrotomie.

Destruction partielle des cellules ganglionnaires des deux côtés, mais bien moins marquée du côté opéré.

Exp. XXVI. — *Chien, 10 kilog. 500.* — Section du nerf optique droit. Cinq jours après, injection de quinine (0,17 par kilog.). A la suite de l'injection, les phénomènes généraux sont très marqués et persistent jusqu'au moment où l'animal est sacrifié, quarante-huit heures après l'injection. *La vaso-constriction avait été extrêmement forte, persistante et absolument égale des deux côtés.*

Rétines : Dégénérescence des cellules ganglionnaires complète du côté gauche. A droite, au contraire, la plupart des cellules sont conservées, mais elles présentent des altérations nettes (hypercoloration diffuse du protoplasma). Cependant un certain nombre d'entre elles contiennent encore des granulations chromophiles de protoplasma.

Exp. XXVII. — *Chien, 13 kilog. 200.* — Section du nerf optique droit. Six jours après, injection de quinine (0,17 par kilog.). Sacrifié cinquante-trois heures après l'injection.

Rétines : Dégénérescence des cellules ganglionnaires complète du côté gauche, sauf pour un petit amas central très net. A droite, les cellules sont en nombre presque normal et dans la plupart on trouve encore des granulations chromatophiles d'aspect normal.

En outre, nous avons fait la même expérience chez deux chiens en pratiquant la section du nerf optique dans le crâne entre le chiasma et le trou optique. Dans les deux cas, il n'y eut aucune modification dans la dégénérescence rétinienne de ce côté.

Exp. XXVIII. — *Chien, 10 kilog.* — Section intracrânienne du nerf optique droit. Le lendemain, injection de quinine (0,20 par kilog.). Sacrifié trois jours après l'injection.

Destruction des cellules ganglionnaires presque totale et égale des deux côtes.

Exp. XXIX. — *Chienne, 7 kilog. 200.* — Section intracrânienne du nerf optique droit. Le lendemain, injection de quinine (d'abord 0,20, puis quelques heures après 0,09 par kilog.). Sacrifiée trois jours après les injections.

Destruction totale des cellules ganglionnaires des deux côtés.

Comment doit-on interpréter ce phénomène d'apparence paradoxale ? On pourrait penser que la dégénérescence rétinienne quinique est un effet de la dégénérescence du nerf et qu'en séparant le nerf de la rétine, celle-ci ne dégénère plus. Cette idée ne peut être soutenue, car les expériences citées auparavant démontrent que, dans l'intoxication quinique, la dégénérescence rétinienne est au contraire la cause de la dégénérescence du nerf.

Deux causes semblent pouvoir produire le phénomène : des modifications circulatoires et des modifications cellulaires.

Après la névrotomie optique, on constate d'abord un rétrécissement des vaisseaux rétiniens, puis au bout d'une demi-heure une dilatation. Chez nos chiens névrotomisés nous avons constaté le plus souvent une persistance de la dilatation des vaisseaux rétiniens pendant plusieurs jours. Cette exagération de la circulation rétinienne peut être la cause du retard de la dégénérescence. Mais on doit remarquer que cette vaso-dilatation va en diminuant à partir des heures qui suivent la névrotomie. Si la diminution d'action de la quinine lui était attribuable, elle devrait être d'autant plus marquée que l'injection de quinine est faite plus tôt après la névrotomie; or c'est l'inverse qui se produit. Enfin dans plusieurs de ces cas, la vaso-dilatation n'était plus apparente au moment de l'injection et la vaso-constriction quinique s'est produite d'une façon sensiblement égale des deux côtés, particulièrement dans le cas XXVI, où elle fut très intense du côté opéré comme du côté normal.

Au contraire, les modifications cellulaires sont d'autant plus marquées qu'on s'éloigne davantage du moment de la névrotomie. Dans les cas ci-dessus, nous voyons également la quinine perdre son action sur l'œil névrotomisé à mesure qu'on s'éloigne de l'époque à laquelle la névrotomie a été faite. La quinine conserve encore toute son action sur l'œil névrotomisé depuis un jour; au 2e jour, elle commence à

la perdre et au 6ᵉ elle ne semble plus agir du tout. Il s'agit
là d'une évolution parallèle tellement nette qu'il n'est pas
possible de ne pas y voir une relation de cause à effet.

Nous concluons donc que les phénomènes qui se passent
dans les cellules de la couche ganglionnaire à la suite de la
névrotomie optique suffisent à leur faire perdre rapidement l'aptitude spéciale qu'elles présentaient pour l'intoxication quinique. Ces cellules constituent à l'état normal
des éléments extrêmement différenciés, ce qui permet de
comprendre leur sensibilité particulière à certains toxiques;
il est tout naturel que ce qui constitue cette différenciation
disparaisse en premier lieu dans la destruction lente qu'elles
subissent après la section de leur cylindre-axe et qu'elles
perdent en même temps leurs propriétés spéciales.

Cette non-action de la quinine sur les cellules ganglionnaires ainsi modifiées est une preuve que la dégénérescence
quinique de la rétine n'est pas un phénomène de nécrose
ischémique, car celle-ci est loin d'avoir une action assez
délicate pour distinguer entre les différentes sortes de
cellules nerveuses ou entre les cellules normales et les cellules modifiées.

CHAPITRE VIII

Influence de la lumière sur la dégénérescence rétinienne de l'intoxication quinique.

Dans un certain nombre d'observations d'amblyopie toxique (1), on trouve signalée une amélioration de la vision à la suite du repos de la nuit. Ce fait peut être dû au repos général aussi bien qu'au repos de l'organe visuel. Schœn admet même l'influence de la lumière dans la production de l'amblyopie alcoolique.

Chez deux chiens nous avons fermé hermétiquement un œil (suture des paupières et pansement noir collé pardessus) à partir du moment de l'injection de quinine. Le résultat sur la dégénérescence a été absolument nul.

Exp. XXX. — *Chien, 7 kilog. 800.* — Occlusion de l'œil droit. Injection de quinine (0,20 par kilog.). Sacrifié au bout de trois jours.

Dégénérescence des cellules ganglionnaires à peu près complète, sans différence appréciable entre les deux côtés.

Exp. XXXI. — *Chien, 11 kilog.* — Occlusion de l'œil droit et injection de quinine (0, 17 par kilog.) sacrifié trois jours après.

Dégénérescence des cellules ganglionnaires partielle et à peu près égale des deux côtés.

(1) RAMSAY, cité par DE SCHWEINITZ. *Traité*, p. 810 ; SCHŒN, ouvrage cité.

CHAPITRE IX

Essais d'intoxication quinique chez d'autres animaux que le chien.

Ces essais ont été peu nombreux.

Chez le chat ils ont donné des résultats positifs :

Exp. XXXII. — *Chatte, 3 kilog. 500.* — Premier jour, injection de quinine (0,11 par kilog.). A la suite, légère mydriase.

15e jour, 2e injection (0,14 par kilog.).

18e jour, 3e injection (0,15 par kilog.).

25e jour, 4e injection (0,22 par kilog.). Meurt deux heures après. Légère dégénérescence des nerfs et des bandelettes au Marchi.

Exp. XXXIII. — *Chatte, 4 kilog. environ.* — Injection de 1 gr. de quinine. A la suite, mydriase. Sacrifiée cinquante-trois jours après.

Disparition partielle des cellules ganglionnaires et dégénérescence des nerfs optiques décelée par la méthode de Marchi.

Chez tous les autres animaux, lapins, cobayes, souris, oiseaux, les résultats ont été négatifs, ou à peu près. Des résultats négatifs chez le lapin ont déjà été notés antérieurement (1).

Exp. XXXIV. — *Lapin, 2 kilog. 500.* — Premier jour, injection de quinine (0,20 par kilog.).

4e jour, deuxième injection (0,20 par kilog.).

(1) Barabascheff. Travail cité.

11ᵉ jour, troisième injection (0,40 par kilog.).

12ᵉ jour, quatrième injection (0,40 par kilog.). Meurt quinze heures après cette dernière injection.

Aucune lésion oculaire et notamment pas de dégénérescence des nerfs optiques au Marchi.

Exp. XXXV. — *Lapin, 2 kilog. 170.* — Premier jour, injection de quinine (0,35 par kilog.). A la suite, légère mydriase pendant deux jours.

5ᵉ jour, deuxième injection (0,46 par kilog.).

31ᵉ jour, sacrifié.

Aucune dégénérescence au Marchi.

Exp. XXXVI. — *Cobaye, 650 grammes.* — Premier jour, injection de quinine (0,45 par kilog.). Malaise évident quelques heures après.

3ᵉ jour, deuxième injection (0,70 par kilog.). Meurt trois heures après.

Pas d'altérations rétiniennes.

Exp. XXXVII. — *Cobaye, 560 grammes.* — Premier jour, injection de quinine (0,50 par kilog.).

3ᵉ jour, deuxième injection (0,64 par kilog.).

6ᵉ jour, meurt.

Rétine normale.

Exp. XXXVIII. — *Souris, 15 grammes.* — Injection de 2 centigr. de quinine (soit 1 gr. 33 par kilog.). A la suite, fait un petit abcès sur le dos au niveau de la piqûre.

Sacrifiée vingt-six jours après l'injection.

Aucune dégénérescence au Marchi.

Exp. XXXIX. — *Capucin (passereau du genre Munia), 12 grammes.* — Premier jour, injection de 2 milligr. 5 de quinine (soit 0,21 par kilog.).

3ᵉ jour, deuxième injection (0,25 par kilog.).

7° jour, troisième injection (0,29 par kilog). Après cette injection, l'oiseau paraît très gravement intoxiqué. Il tombe sur le côté au bout de trois heures, mais se remet debout une heure plus tard.

Pas de troubles visuels consécutifs.

Sacrifié le vingt-septième jour.

Aucune dégénérescence au Marchi.

Exp. XL. — *Capucin, 11 grammes*, paraissant un peu plus faible que le précédent. Injection de 3 milligr. de quinine (soit 0,27 par kilog.)

Pas de cécité consécutive.

Meurt neuf jours après, sans doute pas de l'injection.

Aucune dégénérescence au Marchi.

Dans ces expériences, c'est aux résultats de la méthode de Marchi que nous attachons le plus d'importance. Lorsque des cellules de la couche ganglionnaire de la rétine sont détruites, il s'ensuit toujours une dégénérescence des fibres nerveuses correspondantes. Si la destruction est générale, elle est également visible dans le nerf et dans la rétine, mais si elle ne porte que sur un petit nombre d'éléments, elle ne peut guère être constatée que dans le nerf. En effet, dans le nerf on passe rapidement toutes les fibres en revue et si peu nombreuses que soient les lésions, leur netteté est telle qu'elles ne peuvent échapper ; de plus elles persistent toujours plusieurs semaines. Au contraire, dans la rétine, les lésions durent relativement peu, elles ne peuvent être appréciées que par des différences de coloration souvent légères, et enfin il est impossible d'examiner toute l'étendue de la rétine.

CONCLUSIONS

A. — L'intoxication quinique grave s'accompagne toujours de troubles visuels chez le chien comme chez l'homme.

B. — Ces troubles sont dus à une dégénérescence du
nerf optique et des cellules de la couche ganglionnaire de
la rétine. Aucune autre partie des voies optiques ne présente
d'altérations aussi fortes ; par conséquent, dans toute l'é-
tendue de ces voies un seul neurone est nettement atteint.

C. — La lésion primitive est celle de la cellule, car
elle est déjà considérable dix heures après l'injection de
quinine.

D. — Toutes les parties de la couche ganglionnaire ne
sont pas également atteintes. Certains points sont res-
pectés et particulièrement le milieu de la région centrale.
Cette dégénérescence d'un territoire déterminé de la couche
ganglionnaire est un exemple bien net de localisation
d'une intoxication sur une partie d'un groupe de cellules.
Il ne semble pas qu'il existe d'exemple analogue de localisation primitive sur un groupe de fibres nerveuses.

E. — Ce fait ne s'explique pas par une disposition circulatoire ; il prouve donc l'action toxique directe de la quinine

sur les cellules ganglionnaires. (L'amaurose quinique a généralement été considérée comme une simple conséquence du
trouble circulatoire observé à l'ophtalmoscope.)

F. — L'action directe de la quinine sur les cellules ganglionnaires est encore prouvée par cet autre fait que l'anémie précoce (pendant une partie du premier jour) est moins
accusée que l'anémie tardive (débutant quelques jours
après). Cette dernière étant la conséquence de la seule
diminution dans la quantité d'éléments à nourrir, il faudrait
évidemment une anémie sensiblement égale ou même plus
forte pour amener la mort des éléments détruits.

G. — Il est possible néanmoins que la vaso-constriction
ait un rôle accessoire faible dans la production de la
dégénérescence des cellules ganglionnaires. L'iridectomie
et la sclérotomie postérieure qui arrêtent un peu cette dégé-
rescence pourraient devoir cette action favorable à une
circulation plus active de la rétine ; cependant les faits sont
susceptibles d'autres interprétations. — Ces moyens ne
paraissent pas susceptibles d'applications thérapeutiques
contre l'amaurose quinique.

H. — La section du sympathique cervical ne paraît pas
modifier sensiblement la circulation rétinienne. En tout
cas, elle n'a qu'une influence aggravante très minime sur
la dégénérescence rétinienne quinique.

I. — La quinine produit sans doute le spasme des vaisseaux rétiniens par action directe sur leurs parois ou par
action sur les plexus vaso-moteurs périvasculaires.

J. — Après la névrotomie optique, la rétine dégénère moins par l'intoxication quinique. Ce phénomène ne peut s'expliquer par une modification circulatoire, il est dû aux modifications qui se produisent dans les cellules ganglionnaires à la suite de cette section.

K. — La lumière a une influence nulle sur la dégénérescence. Chez des chiens intoxiqués, la dégénérescence s'est faite sensiblement aussi vite dans un œil hermétiquement couvert que dans l'œil laissé exposé à la lumière.

L. — L'action de la quinine sur l'appareil visuel varie beaucoup avec les différents animaux. Chez le chat elle est comme chez le chien et chez l'homme. Au contraire, chez le lapin, le cobaye et la souris, elle est entièrement différente et semble même nulle.

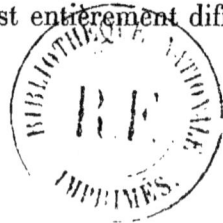

TABLE DES MATIÈRES

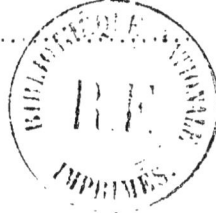

IMPRIMERIE A.-G. LEMALE, HAVRE

www.ingramcontent.com/pod-product-compliance
Lightning Source LLC
Chambersburg PA
CBHW071247200326
41521CB00009B/1661